Magdalena Köster
Auf gesunden Füßen leben

Magdalena Köster

Auf gesunden

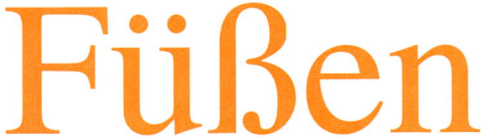Füßen

leben

Verlag Gesundheit

Im Verlag Gesundheit sind weitere Gesundheitsratgeber
erschienen. Fragen Sie nach der Reihe Medicus.

Zum Themenbereich Gesundheit und Fitneß sind im
Verlag Sport und Gesundheit GmbH erschienen:
Vimla Lalvani, Yoganastik
Gritt Ockert, Stepaerobic
Carsten Kleemann, Fit mit Franzi

Die Deutsche Bibliothek – CIP-Einheitsaufnahme

Köster, Magdalena:
Auf gesunden Füssen leben/Magdalena. – Berlin: Verl. Gesundheit, 1996
ISBN 3-333-00748-7

ISBN 3-333-00748-7
© 1996 by Verlag Sport und Gesundheit GmbH, Berlin
Umschlaggestaltung: Theodor Bayer-Eynck
Titelbild:
Satz: LVD GmbH, Berlin
Druck:
Printed in Germany

Gedruckt auf alterungsbeständigem Papier
mit chlorfrei gebleichtem Zellstoff

Inhalt

Der menschliche Fuß
ist mit keinem anderen vergleichbar.
Von der Anatomie her gesehen
ist er der menschlichste Teil unseres Körpers.
Er ist etwas ganz Besonderes,
ob die Menschen nun stolz darauf sind oder nicht.
Er ist ihr Gütesiegel!

Frederic Wood Jones, Anatom, 1944

… aber ich hatte doch immer so schöne Füße

Warnende
Schmerzen

Jeden Morgen wurde ich daran erinnert. Ein Schritt aus dem Bett, und ich verzog das Gesicht. Ein stechender Schmerz in der Ferse meines linken Fußes. Humpelnd riß ich die Balkontür auf, humpelnd bewegte ich mich ins Bad. Jeden Morgen nahm ich mir vor, zum Arzt zu gehen. Aber dann war natürlich wieder jeder andere Termin wichtiger, und überhaupt, ich hatte ja noch nie Beschwerden mit meinen Füßen gehabt. Nach zwei Wochen aber war es keineswegs besser, und ich rief endlich bei einer Orthopädin an, die mir jemand empfohlen hatte. Natürlich war sie im Urlaub, und so ging ich zu ihrem Kollegen um die Ecke.

»Vielleicht haben Sie einen Fersensporn«, meinte Dr. M., als ich ihm meine Schmerzen schilderte. »Oder wir haben es mit einer beginnenden Arthritis zu tun.« Zur genaueren Diagnose müsse erst einmal mein Fuß geröntgt werden. Nun sollte man ja meinen, dies sei ein Routinevorgang. Die zappelige Sprechstundenhilfe machte eine größere Aktion daraus, schob meine Füße nervös hin und her und stellte eine undeutliche Röntgenaufnahme her. Immerhin reichte sie aus, diesen ominösen Fersensporn auszuschließen. Der Arzt interessierte sich jetzt mehr für meine Beinlänge, schob mir kleine Brettchen unter den Fuß und verkündete triumphierend: »Ihr linkes Bein ist einen Zentimeter kürzer.« Danach ließ er mich in eine Kiste mit weichem Schaumstoff steigen, in dem meine Füße einen exakten Fußabdruck hinterließen. Gerade wollte ich noch das hübsche Werk bewundern, da stellte Dr. M. schon meine Schuhe daneben und meinte trocken: »Nun schauen Sie sich mal an, was Sie Ihren Füßen antun. Die haben doch gar keinen Platz.« Als ich ungläubig die Schuhe über den Abdruck stellte, mußte ich ihm recht geben. Sie waren wirklich schmaler als meine Füße, rechts und links standen die kleine und die große Zehe ein wenig heraus.

»Schauen Sie, Ihre Zehen haben unter den engen Schuhen schon gelitten. Die vierte Zehe hier ist wahrscheinlich sogar entzündet.« Tatsächlich, sie war gerötet und fühlte sich heiß an. »Aber ich hatte doch immer so schöne Füße«, stammelte ich etwas ratlos, aber der Arzt hörte ohnehin nicht zu und war schon dabei, seiner Sprechstundenhilfe etwas zu diktieren. Er hatte mir immerhin zehn Minuten gewidmet.

Unerwartete Diagnose

Zu Hause starre ich auf die Rezept-Diagnose: Beckenschiefstand, aktivierte ISG- und Lumbosacralarthrose, Verdacht auf Meralgia paraesthetica links, Tendopathie der Plantarfascie links, Anfertigung für Einlagen, Schuherhöhung links für drei Paar Schuhe.
Ich schlage die Begriffe nach und ärgere mich. Schmerzhafte Abnutzungserscheinungen an der Lendenwirbelsäule – eine gewagte Diagnose; Gefühlsstörungen an der Außenseite des Oberschenkels – habe ich nicht; Muskel- und Sehnenerkrankung der Fußsohle – nun, vielleicht.

Zeigt her eure Schuhe ...

Also kümmere ich mich erst einmal um meine Füße. Die sind mir wichtig. Und die Schuhe. Ich muß sofort überprüfen, ob sie alle zu schmal sind. Leider fehlt mir jetzt der perfekte Abdruck aus der Schaumstoffkiste. Aber wir hatten ja doch schon öfter die Füße der Kinder auf dem Papier abgemalt, um zu überprüfen, ob sie schon aus den Schuhen herausgewachsen waren. Also zeichne ich mit einem roten Stift die Umrisse meiner Füße auf einer Zeitung nach und vergleiche den Abdruck mit dem Umriß der Schuhe. Das Ergebnis irritiert mich ganz schön. Die Stiefeletten, die flachen Schuhe, die mit kleinem Absatz ebenso wie die pinkfarbenen Pumps sind schmaler als meine Füße. Schmerzlich ist die Erkenntnis vor allem bei meinen Lieblingsschuhen, feinen schwarzen Schnürschuhen aus wunderbar weichem italienischen Leder, gerade groß in Mode. Der scheinbar sportliche und dennoch schicke Schnitt hat einen entsprechenden Haken. Die Schuhe sind eindeutig zu schmal und mit meinem neuen kritischen Blick sehe ich auch, daß meine Zehen den Schuh an der Seite schon ein wenig ausgeformt haben. Und der Schuh die Zehen? Wie ärgerlich. Ich drücke mit der Hand meine Zehen ein wenig zusammen. Gar nicht so fremd, dieses Gefühl. So habe ich sie also unbemerkt die meiste Zeit zusammengepfercht.

Den Test bestehen nur ein Paar Wind- und Wetterschuhe mit grober Sohle, die Turnschuhe und – natürlich – die teuren Wanderschuhe. Da werde ich mir was einfallen lassen müssen. Denn mit einer geröteten Zehe, die schon aus der Form gerät, finde ich mich nicht ab. Wozu ich nun allerdings Einlagen tragen soll, verstehe ich nicht recht. Eigentlich hat mir der Orthopäde gar nichts dazu gesagt. Unklar ist mir auch, wie ich mit der Absatzerhöhung umgehen soll. Und warum nur ein Rezept für drei Paar Schuhe? Am besten warte ich erst einmal, bis die Einlagen fertig sind.

Als ich sie vierzehn Tage später bekomme (mein Fersenschmerz ist inzwischen verschwunden), begegnen mir die ersten Probleme. In welche Schuhe sollen die denn passen? Das hochgezogene Gewölbe füllt die Hälfte des Schuhs aus. Wenn ich laufe, schlappe ich hinten heraus, und vorn sind die Zehen erst recht eingeklemmt, weil die Einlage vorn so viel Platz wegnimmt.

Am nächsten Tag beginne ich mit der Suche nach Schuhen, in denen ich die Einlagen tragen kann. Das wird eine sehr unerfreuliche Angelegenheit. »Das kann ich Ihnen nicht sagen«, »Da müssen Sie so lange suchen, bis Sie einen etwas höher geschnittenen Schuh finden« und ähnlich »qualifizierte« Antworten höre ich von Schuhverkäuferinnen in durchaus guten Fachgeschäften. Am Ende lande ich dort, wo ich niemals hinwollte, in einen Laden für Gesundheitsschuhe. Immerhin hat hier das Personal mehr Kenntnisse und zeigt mir verschiedene Schuhe, aus denen man die Sohle herausnehmen kann, um das eigene Fußbett hineinzulegen. Die Auswahl ist leider dürftig. Aber ich habe die Suche satt und nehme dunkelgrüne Slipper, die nicht ganz so spießig aussehen.

Meine schönen Schuhe – alle zu schmal!

Einlagen bedeuten Auslagen

Meine Füße sind ständig müde

Wie regelmäßig soll ich die Einlagen eigentlich tragen? Ich versuche es jeden Tag, doch die ungewohnte Stütze drückt unangenehm, meine Füße sind ständig müde. Außerdem rutschen die Einlagen immer wieder ein Stück nach vorn, weil sie ja nur lose in den Schuhen liegen. Also hefte ich sie mit doppeltem Klebeband in den Schuhen fest. Doch ich gewinne den Eindruck, daß mir die Füße täglich mehr weh tun. Bei einem Kurzurlaub in Südtirol packt mich die Wut. Mitten in den Weinbergen zerre ich die Einlagen aus meinen Wanderschuhen und vergrabe sie in der Tasche.

Danach habe ich noch wochenlang Schmerzen am äußeren Rand der Fußsohle. »Das kann ich Ihnen erklären«, meint dazu der orthopädische Schuhmacher, als ich ihm die Einlagen wieder zurücktrage. »Die Einlagen haben auf den Fußknochen ge-

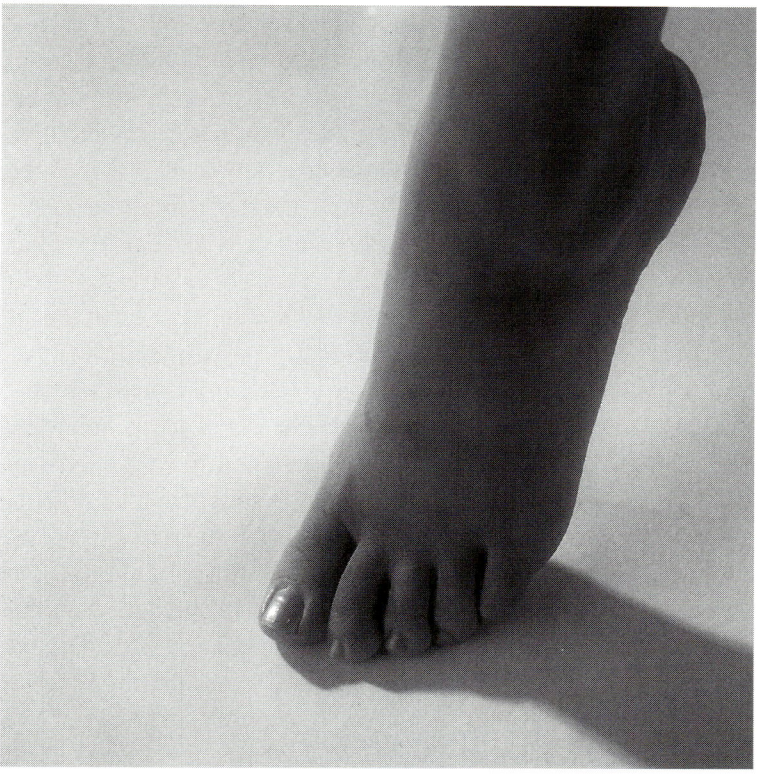

rieben. Die werden ja in der Regel etwas zu schmal geschnitten, weil sie ja sonst in kein Paar Schuhe passen würden.« Sehr
witzig. Da halten uns die Mode- wie die Gesundheitsindustrie
gleichermaßen zum Narren.

Kurze Zeit später lese ich einen wichtigen Satz in einem Buch
über Entspannungsübungen: »So, wie Sie manchmal ganz intensiv Ihr Gesicht im Spiegel betrachten, machen Sie es heute mit
den Füßen. Nehmen Sie sie in die Hand, schauen Sie, wie sie
aussehen, wie sie sich anfühlen.« Zum ersten Mal seit Jahren
nehme ich mir Zeit für meine Füße, vergleiche sie miteinander
und entdecke unter dem linken Vorderfuß eine kleine, unauffäl-
lige Schwiele. Wenn ich an dieser Stelle ganz leicht drücke,
richtet sich der Fuß nach oben mehr auf, so wie es der rechte
von allein tut. Ich studiere im Lexikon die Anatomie des Fußes.
Jetzt weiß ich, was das bedeutet: Das Quergewölbe hat sich gesenkt. Das aber hat der Orthopäde überhaupt nicht gemerkt.
Zumindest hielt er es nicht für nötig, mich darauf aufmerksam
zu machen.

Das war vor einem Jahr. Inzwischen weiß ich eine Menge mehr
über Füße, weiß auch, daß mein Problem ein denkbar kleines ist
gegenüber jenen, mit denen andere Menschen zu kämpfen haben. Ich glaube, ich könnte jetzt als Fußberaterin mein Geld
verdienen. Denn diesen Beruf gibt es überhaupt noch nicht,
scheint mir aber eine echte Marktlücke, mehr noch – eine gesundheitliche Notwendigkeit – zu sein.

**Ich werde
Fußberaterin**

Aufbau der Füße und häufige Fußprobleme

Persönliche Erfahrung weckt Verständnis, habe ich irgendwo gelesen. Und Motivation, möchte ich hinzufügen. Während ich mich in meiner Arbeit sonst mehr den typischen Kulturthemen widme, hat es mir jetzt die »Kultur der Füße« angetan. Ich habe im Lauf meiner Recherche so viele interessante Aspekte zu diesem Thema entdeckt, so viele anregende Gespräche mit Fachleuten geführt und vor allem festgestellt, wie viele Menschen sich durch »mein« Thema angesprochen fühlen, daß ich Ihnen diese Erfahrungen unbedingt weitergeben will.

Es erwartet Sie allerdings kein nüchternes Gesundheitsbuch. Natürlich werde ich auch auf einige der häufigsten Fußprobleme eingehen, vertiefte Informationen dazu überlasse ich aber den ärztlichen Ratgebern. Außerdem verschone ich Sie vor allzu grauslichen Abbildungen zerschundener Füße. Die können Sie zur Abschreckung in den entsprechenden Fachbüchern anschauen. Und Sie würden mir doch nicht so recht glauben, was sich in den Schuhen Ihrer Mitmenschen alles so verbirgt. Sie können natürlich auch selbst den Crash-Test machen und beim nächsten großen Fest alle Gäste bitten, ihre Schuhe und Strümpfe auszuziehen. Ob das die Leute allerdings mitmachen werden? Dieses Buch soll vor allem dazu anregen, unsere Füße nicht länger als den am weitesten entfernten Teil unseres Körpers zu ignorieren, sondern sie wieder mehr als das zu betrachten, was sie sind: unser Fundament, das uns möglichst gut durchs Leben tragen sollte. Da dieses bei manchen ein wenig instabil, bei anderen sogar durchaus einsturzgefährdet ist, macht die Beschäftigung mit unseren Füßen erst recht notwendig. Üben Sie sich im Denkmalschutz! So wie etwas heruntergekommene Häuser durch liebevolle Zuwendung wieder aufgerichtet werden, kann uns dies auch mit unserem eigenen Fundament gelingen.

Denkmalschutz für's Fundament

In der ganzheitlichen Betrachtung des Menschen als eine Einheit von Körper und Geist spielen unsere Füße eine nicht unbedeutende Rolle. Der Harvard-Professor und Psychologe P. D. White bringt es auf den Punkt:
»Befühle deine Füße, um zu wissen, wie schlapp dein Gehirn arbeitet.«

Die ersten Fußspuren der Menschen

Der Fuß hat in der Entwicklung der Menschheitsgeschichte eine wesentliche Rolle gespielt. Die ersten Fußspuren einer aufrecht gehenden Gruppe sogenannter Vormenschen hat eine Forscherin 1977 in Tansania entdeckt. Diese Spuren zweier erwachsener Sohlengänger und eines Kindes sind etwa 3,5 Millionen Jahren alt. Bei diesen Wesen war der Greifzeh des Affen noch deutlich zu erkennen. Wenig später fand man im Süden Afrikas »Little Foot«, die Fußknochen eines ähnlich weit entwickelten Wesens. Nach neuesten Forschungen geht man davon aus, daß diese Vormenschen sich noch im aufrechten Gang übten und immer wieder auf allen vieren liefen und kletterten.

Mit der zunehmenden Aufrichtung ging auch ein Wandel der Gestalt einher, wobei sich das Becken, die Ober- und Unterschenkel und vor allem die Füße veränderten. Der Mensch gab die Möglichkeit des Greifens und Kletterns zugunsten eines besseren Gehens auf. Der Greifzeh entwickelte sich zurück, glich sich mehr den ebenfalls immer kürzer werdenden anderen vier Zehen an. »Schwimmfüße« werden wir einmal haben, hat jemand treffend festgestellt. Es kann nämlich sehr gut sein, daß diese Entwicklung noch andauern wird. Forscher rechnen damit, daß sich die Zehen immer mehr zu kleinen Stummeln zurückbilden werden, weil wir ihre Greifmöglichkeiten gar nicht mehr in Anspruch nehmen. Nur die große Zehe bleibt nach dieser Theorie als anatomisches Balancemittel erhalten. Tatsächlich haben sich unsere Füße immer noch nicht vollständig an

Evolution des Fußes

die Lebenssituation angepaßt, der wir sie heute aussetzen. Sie sind sehr viel mehr dafür geeignet, auf weichem Wald- oder Grasboden zu laufen, als die brutalen Stöße auf hartem Beton abzufangen. Dennoch laufen wir im Leben auf solchen Wegen drei- bis viermal um die Erde. Im Zuge der allgemeinen Akzeleration (beschleunigter Wachstums- und Reifeprozeß) werden auch die Füße ständig größer. Schon jetzt hat jede Generation größere und breitere Füße als die vorhergehende. Gleichzeitig hat sich auch das Schönheitsempfinden der Leute geändert. Stellte vor fünfzig Jahren eine Frau ihren zierlichen Fuß in

Wir leben auf größeren Füßen

Größe 36 noch wie ein Juwel aus, tragen heute oft zwölfjährige Jungs und vierzehnjährige Mädchen mit der größten Selbstverständlichkeit Schuhe der Größe 40, 42, manchmal sogar 44, also englische Größe 10. Das Guinness-Buch der Rekorde meldet gar einen 1973 geborenen jungen Mann aus den USA mit der englischen Schuhgröße 22,5, das entspricht unserer französischen Größe 76 und bedeutet, daß der Fuß 51 cm lang ist! Ob breit, lang oder schmal, es bleibt es beim Superlativ: Kaum ein anderer Teil unseres Körpers hat einen ebenso komplizierten wie feinsinnigen Aufbau wie die Füße. Leonardo da Vinci hat bei seinen zeichnerischen Studien des menschlichen Körpers immer wieder voller Bewunderung über die Füße »als ein Wunderwerk der Technik und ein Kunstwerk« gesprochen.

Anatomischer Steckbrief

Wußten Sie, daß jeder Fuß aus 26 Knochen, 114 Bändern und zwanzig Muskeln besteht? Dazu gehören die Knochen der Fußwurzel und fünf Knochen des Mittelfußes, die über ihre fünf »Köpfchen« mit den Zehengliedern verbunden sind. Die Zehen, selbst die kleine, haben jeweils drei Knochen, nur die Großzehe besteht aus zwei größeren Knochen. Dieses System von Knochen ist verbunden durch Gelenke und die verschiedensten Muskeln, Sehnen und Bänder. In den Füßen enden auch noch rund 72 000 Nervenbahnen, was für die hohe Sensibilität des Fußes spricht. Die Füße sind am weitesten vom Herzen entfernt und als erstes von Durchblutungsstörungen betroffen. Sie sind kälter als die meisten anderen Körperteile. So hat die große Zehe nur eine Temperatur von 31° C.

Eine entscheidende Rolle für die Elastizität des Fußes spielen
die Gewölbe. Wie zwei Brücken halten Längs- und Quergewölbe den Fuß zusammen. Das Längsgewölbe hebt die Innenkante
des Fußes zwischen Ferse und dem Innenballen unterhalb der
großen Zehe. Dort befindet sich das sogenannte Köpfchen des
ersten Mittelfußknochens. Wenn man ein ausgebildetes Längsgewölbe hat, kann man zwei Fingerkuppen unter den Innen-
rand der Füße schieben. Das Quergewölbe entsteht aus der Verbindung der sogenannten Keilbeine in der Fußwurzel mit den
Mittelfußknochen und deren Köpfchen am Vorfuß. Dabei lie-

**Feinsinnige
Konstruktion**

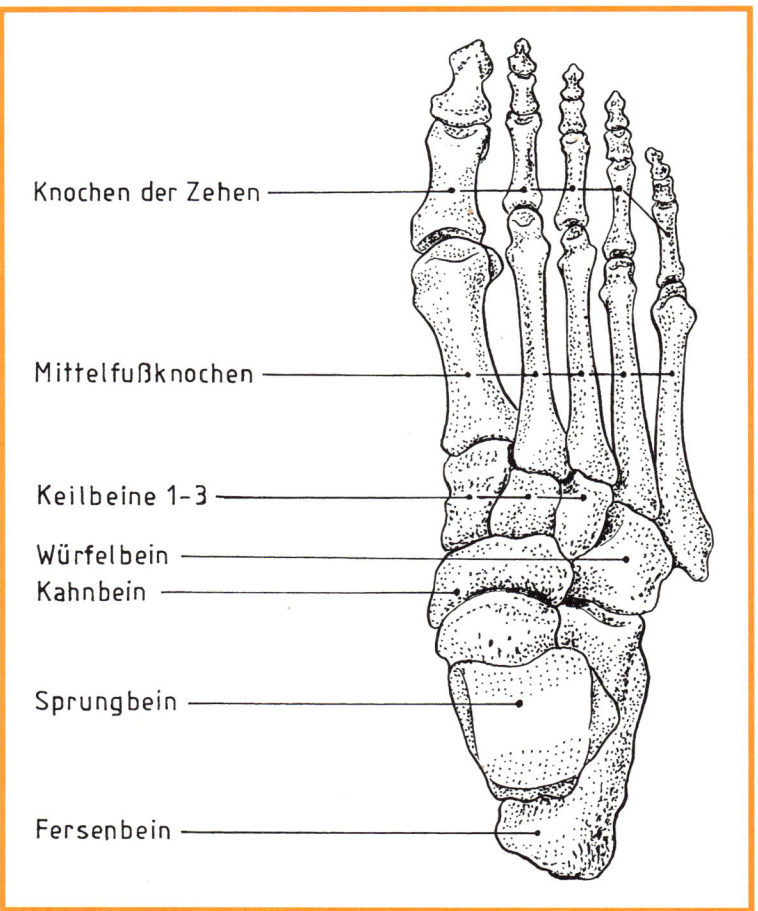

*Knochen des rechten
Fußes von oben
gesehen*

Knochen der Zehen

Mittelfußknochen

Keilbeine 1–3

Würfelbein

Kahnbein

Sprungbein

Fersenbein

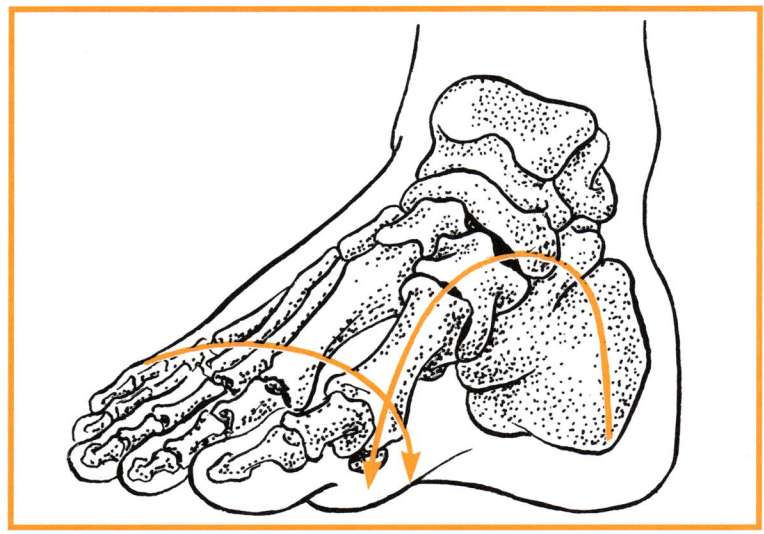

gen die beiden äußeren Köpfchen etwas tiefer als die mittleren
drei und bilden so zusammen mit der Ferse die drei Hauptbela-
stungspunkte beim Auftreten des Fußes.
Für die Beweglichkeit des Fußes sorgen die Zehengelenke und
die Sprunggelenke, die wiederum durch kräftige Bänder ge-
sichert und zusammengehalten werden. Bewegt wird der Fuß
durch kurze Fußmuskeln an den Zehen, am Fußrücken und an
der Sohle und durch lange Fußmuskeln an den Unterschenkeln.
Geschützt wird das Ganze durch die Haut. Sie reguliert die
Temperatur und läßt den Fuß atmen. Die feinen Hautlinien unter
den Zehen sind bei den Menschen so unterschiedlich, daß sie
ohne weiteres genauso wie der Daumenabdruck zur Identifizie-
rung eines Menschen dienen könnten. Die Fußsohlen sind dich-
ter mit Schweißdrüsen besetzt als alle anderen Körperteile –
bis auf ihre Verwandten, die Handflächen. Deshalb leidet ein
Mensch mit schwitzenden Händen auch immer unter Schweißfüßen. Der Fußgeruch ist dabei so intensiv und individuell, daß
Hunde ihn noch wochenlang durch die Schuhe hindurch nach-
schnüffeln können.
Bei allen Menschen, egal welcher Hautfarbe, bleiben die In-

nenflächen der Hände und Füße immer hell. Dafür gibt es bestimmte Signale im Körper, die verhindern, daß sich an diesen Stellen der Farbstoff Melanin bildet.

Soweit das Ideal, mit dem nahezu jeder Mensch geboren wird. Ehe wir uns in den Fußalltag begeben, lassen Sie mich noch drei Grundtypen unter den Fußformen erklären. Da gibt es den »ägyptischen Fuß«, bei dem die Großzehe auch die längste ist. Alle anderen Zehen reihen sich wie die Orgelpfeifen dahinter ein. Der andere Typ ist der »griechische Fuß«, bei dem die zweite Zehe am längsten ist. Dieser Fuß kann zwar wie der ägyptische sehr hübsch aussehen, neigt aber leicht zur Krallenzehenbildung, über die wir noch reden werden. Der dritte Fußtyp ist der »Quadratfuß«, ein eher breiter, gedrungener Fuß, bei dem fast alle Zehen gleich lang sind. Er ist vom ästhetischen Standpunkt her vielleicht kein Gewinner, kann seinen Besitzer aber ordentlich und stabil durchs Leben tragen.

Darüber hinaus können alle drei Grundtypen sowohl kraftvoll wirken wie auch weich und tapsig, zart oder stämmig, bullig, sehnig oder mager.

Begeisterte Fußangucker wissen das natürlich schon längst: Häufig kann man von der Gestalt, der Dynamik und vor allem von den Händen einer Person auf deren Füße schließen. Schöne Hände lassen (zumindest ursprünglich) schöne Füße erwarten.

Auf welchem Fuß stehen Sie?

Schöne Hände – schöne Füße

Griechische, ägyptische und quadratische Fußform (von links)

In einer Broschüre des Deutschen Schuhinstituts, Offenbach, wird über eine entsprechende Untersuchung berichtet. Eine Gruppe von Frauen erklärte sich dazu bereit, ihre Physiognomie mit dem Ausdruck ihrer Hände und Füße zu vergleichen. Zwar zeigte sich keine Gesetzmäßigkeit, aber schmale Hände gehörten in der Mehrheit zu schmalen Füßen, schlanke Finger zu schlanken Zehen, fleischige Hände zu fleischigen Füßen usw. Diese Untersuchung zeigte aber auch, daß etliche dieser gepflegten jungen Frauen schon typische Fußprobleme hatten. Hühneraugen, schiefe Zehen, beginnende Ballenbildung waren deutlich zu erkennen.

Sind wir ein Volk von Fußkranken?

Perfekte Füße bei der Geburt

Das Ergebnis ist durchaus repräsentativ. 80 Prozent der Erwachsenen in Industrieländern wie unserem haben kleinere oder größere Probleme mit den Füßen, obwohl 97 Prozent der Menschen mit perfekten Füßen geboren werden. Daß dies keine übertriebenen Schätzungen sind, wurde mir von den verschiedensten Seiten immer wieder bestätigt.

»Rund 70 Prozent der siebenjährigen Kinder haben beginnende Fußverformungen«, hieß es nach der letzten Vorsorgeuntersuchung in den Grundschulen. Deshalb wurde die Forderung gestellt, in Zukunft grundsätzlich orthopädische Fachärzte zu diesen Untersuchungen hinzuzuziehen. Auch das Deutsche Grüne Kreuz hat in verschiedenen Untersuchungen nachgewiesen, daß zwischen 60 bis 90 Prozent aller Kinder Fußprobleme haben.

Eine Ärztin berichtete, daß sie für einen Vortrag über den Aufbau der Füße nach einem vorbildlichen Modell geforscht hätte und unter dreißig Realschülerinnen nur zwei gefunden habe, die wirklich gesunde Füße hatten.

80 Prozent sind fußgeschädigt

»80 Prozent der Deutschen sind fußgeschädigt«, meldeten die Zeitungen nach der Jahrestagung der Orthopädie-Schuhmacher.

Nichts Neues, habe ich doch sogar in einer Zeitung von 1953 nachgelesen, daß sich schon damals eine »Gesellschaft zur Förderung der Fußgesundheit« Sorgen um den Ausfall von Arbeitsstunden durch kranke Füße machte. »Warum muß ein Kellner den ganzen Tag an der Theke herumstehen, statt öfter zu sitzen, warum steht sich ein Straßenbahnführer die Beine ›platt‹?« In den USA habe man schließlich schon ausgerechnet, daß dort »der Verlust durch Ausfall an Arbeitskräften infolge Fußkrankheiten 600 Millionen Dollar im Jahr« betrage, berichtete die Gesellschaft und erinnerte an ihre »sozialhygienische Aufgabe, in der breiten Masse der Bevölkerung ein Fuß-Bewußtsein zu erwecken«.

Das hat ja nun nicht funktioniert.

Ihnen ist das alles neu, und die Zahlen scheinen Ihnen auch übertrieben, nicht wahr? Sicher aber ist, daß jede Generation wieder davon überzeugt ist, daß sie das alles nichts angeht. Das ist ein Alte-Leute-Problem für sie. Und das ist es auch mit Sicherheit. Nur ist es inzwischen auch immer öfter ein Junge-Leute-Problem. Denn die Füße sind vor allem in zwei Lebensphasen gefährdet: in der Kindheit, wenn die Füße noch weich und leicht verformbar sind, und im frühen Erwachsenenalter, einer Zeit, in der sich jeder unsterblich findet, alles ausprobiert und alles trägt und dabei ganz bestimmt keinen Gedanken an leidende Füße verschwendet.

Alte Leute – junge Leute

Doch schon zu diesem Zeitpunkt ist oft eine ganze Menge schiefgelaufen. Meist werden die Füße der Babies viel zu früh in feste Schuhe gesteckt, laufen die Kinder immer noch in zu engen oder zu kurzen Schuhen herum, bewegen sich zu wenig und haben schon als turnschuhtragende Teenager den ersten Grad der Fußlahmheit erreicht (siehe auch Kapitel »Kinderfüße und Schuhe«).

Junge Erwachsene spüren diese Veränderung meist noch nicht, der Körper gleicht noch vieles aus, aber die berühmten Spätschäden deuten sich äußerlich oft schon an.

Typisches Beispiel sind die Models, die sich häufig schon auf der Höhe ihrer Laufbahn mit Fußproblemen herumschlagen.

Top-Models – Top-Füße?

Das Top-Model Naomi Campbell findet seine Füße selbst »unvorstellbar häßlich«, andere klagen über schiefe Zehen und schwielige Fersen. Modelagenturen kennen diese Probleme sehr gut. »Es ist nicht üblich, daß schöne Models oder Dressmen auch schöne Füße haben«, erzählt mir ein Agenturleiter. »Sie müssen doch viel herumstehen und oft so extravagante Schuhe tragen, das macht sich schon bemerkbar.« Dies bestätigt mir auch ein ehemaliges Model, heute selbst Vermittlerin: »Wir haben einen Vermerk auf den Karten unserer Mädchen über das Aussehen und den Zustand ihrer Füße. Wenn dann, wie kürzlich, eine Anfrage für eine Pediküre-Aufnahme kommt, kann ich zum Beispiel nur zwei Mädchen von fünfzig empfehlen.«

Fußkrank in der Bundeswehr

Nun müssen Sie sich als männlicher Leser aber nicht zurücklehnen und meinen, das ginge Sie alles nichts an. Ich habe nämlich auch mit den Ärzten gesprochen, die die Rekruten der Bundeswehr auf Diensttauglichkeit untersuchen. Auf der Liste, in der alle körperlichen Beschwerden angekreuzt werden müssen, wird bei 80 Prozent aller Untersuchungen die Ziffer 71 angestrichen – »Knick-Senk-und Spreizfuß«. Mit diesem Befund kann niemand mehr Gebirgsjäger werden – wenn er denn möchte. Die Ärzte führen das auf mangelnde Bewegung zurück, zu viel Autofahren, zu viel Rumhocken, zu viel Fernsehen und auf das Tragen von Turnschuhen und Cowboystiefeln. »Die schlurfen hier schon richtig o-beinig herein, weil sie durch den schrägen Absatz nur noch auf der Außenkante der Füße laufen«, berichtet ein aufmerksamer Militärarzt.

Sportlerfüße

Etliche Fußprobleme treten aber auch auf, weil nicht zu wenig, sondern zu viel mit den Füßen gemacht wird. Erfolgreiche Fußballspieler sind am Ende ihrer Karriere häufig Fußinvaliden, weil ihre Füße zu oft mit Tritten, Püffen und Verletzungen traktiert wurden. Der behandelnde Orthopäde der Stuttgarter Kickers berichtete, daß er aus Röntgenbildern genau erkennen könne, wie lange schon jemand Profi-Fußballer sei. Viele kleine Verletzungen an Fußgelenken und Knöchelchen und die Abnutzung des Sprunggelenks sagten es überdeutlich: »Drei Jahre dabei; fünf Jahre Profi, schon acht Jahre im Geschäft.«

Das gleiche gilt übrigens für einige sehr prominente Tennisspieler. »Die haben alle kaputte Füße«, berichtete kürzlich ein
Starorthopäde aus der Schweiz hinter vorgehaltener Hand.
Wie es dann erst um die Füße älterer Menschen bestellt ist,
sehe ich bei einem Besuch der größten deutschen Ausbildungs-
stätte für Schuhorthopädie-Meister in München. »Fußpflege«
steht dort heute auf dem Lehrplan, und mehr als hundert Menschen nützen die Gelegenheit, kostenlos ihre Füße pflegen zu
lassen. Eine ganz schön erschreckende Angelegenheit, denke
ich mir, als ich an all den geschwollenen Füßen, geröteten Ballen, den krummen Zehen und Massen von Hühneraugen entlanggehe. Und was sagt die Dame, deren Füße mir als einzige
durch ihre Wohlgeformtheit auffallen? »Von wegen, Glück gehabt! Ich habe einfach immer auf meine Füße geachtet. Ich
pflege und massiere sie, gönne ihnen die besten Schuhe und
laufe zu Haus fast nur barfuß herum.«

Dornwarzen als Scheidungsgrund?

»Ja, sie hat recht«, meint eine Kollegin, als ich ihr davon erzähle.
»Ich nehme mir auch immer wieder vor, jetzt kümmere ich mich
mal um meine Füße. Doch dann verstecke ich sie in der Eile
schnell wieder in den Socken und denke nicht mehr an sie.«
Wie sie, berichten plötzlich rund um mich herum Bekannte   **Füße sind tabu –**
und Verwandte, Freunde und Kollegen über ihre ganz speziel-   **warum?**
len Fußleiden. Ich brauche nur zu erwähnen, worüber ich gerade schreibe, schon fließen die Geschichten aus den Leuten
heraus. Mir wird dadurch immer deutlicher, wie sehr unsere
Füße im allgemeinen mit einem Tabu belegt sind. Auf jedem
Fest hatte ich bisher Leute getroffen, die ohne Umschweife über
ihre Rückenprobleme reden, sich über die besten Krankengymnastinnen unterhalten und ihre Erfahrungen mit japanischen
Futonmatratzen, Dinkelkissen und den neuesten alternativen
Heilmethoden austauschen. Selbst über ihre letzten Sexge-
schichten und Vorlieben im Bett reden so manche eher als über

den Streß, den ihnen etwa ihre Schweißfüße bereiten. Aber, wie gesagt, zumindest in meinem Bekanntenkreis ist das jetzt ganz anders.

»Als ich jünger war, hatte ich so bewegliche Zehen, daß mein Freund mich immer aufzog, damit könnte ich eine ganze Werkzeugkiste ersetzen«, erinnert sich Gisela, deren Füße inzwischen eher kraftlos wirken, und ihre Schwester gesteht, daß sie täglich kleine gepolsterte Zehenschoner trägt und deshalb niemals mehr vor anderen ihre Schuhe auszieht.

»Meine Füße bringen mich um!«

»Meine Füße bringen mich noch um.« Das stöhnt mir die nicht mal dreißigjährige Stefanie vor, die als Regieassistentin täglich stundenlang stehen muß. Was ihren Füßen denn eigentlich fehlt, kann sie mir leider nicht sagen, nur, daß sie »tierisch weh« tun. »Weißt du, keine Zeit, mich drum zu kümmern.« Michael beklagt vor allem seine »albernen Füße«, die nach einem langen Tag in der Bank unangenehm warm und kribbelig seien. Während ich noch über das »Alberne« nachdenke, erzählt mir schon jemand von einem Abiturienten, der sich jahrelang mit seinen abgekauten Fingernägeln geniert habe und jetzt heimlich Fußnägel kaue. Aber das gehört wohl mehr in die »Psychoecke«.

Überhaupt erzählen mir viele über anderer Leute Fußprobleme. Nur wenn die Schmerzen größer werden, scheint es auch mit dem eigenen Tabu vorbei zu sein. Denn was soll ich sonst von dem Abteilungsleiter halten, der seiner Sekretärin ständig etwas wegen seiner Dornwarzen unter den Fersen vorjammert. »Meine Ehe steht deswegen schon auf dem Spiel«, vertraute er ihr zuletzt an. Hoffentlich schafft er es, etwas für die Beziehung und die Füße gleichermaßen zu tun.

Andrea berichtet von ihrer Tante Marie, die mit sechzig Jahren in der Sofaecke hocke und nicht mehr laufen könne. »Und das alles, weil ihr als junges Mädchen niemand gesagt hat, daß man die Fußnägel nicht rund abschneidet. Diese sind bei ihr jetzt so fest eingewachsen, daß jeder Schritt höllisch weh tut.«

Darauf müsse er auch achten, vertraut uns Jens an. Seine Fuß-

nägel seien so dick, daß er nach üblen Erfahrungen mit Einris-
sen und Absplitterungen seit Jahren heimlich zu einer Fußpflegerin gehe.

Heimlich? Ja, die sei doch eigentlich nur für alte Omas da. **Heimlich zur**
»Also, ich liebe meine Füße«, wendet sich Inga trotzig gegen **Fußpflegerin**
eine solche Anrufung der Plagen. »Wenn ich eine Stunde lang
ganz bewußt tanze, spüre ich eine unheimliche Kraft in den
Füßen, und wenn ich mich danach in eine Ecke setze, pocht das
Herz in meiner dicken Zehe.« Von Inga höre ich auch zum er-
stenmal von einem Trend, der mir sehr gefällt. Die jugendliche
Avantgarde feiert Barfußfeste in stillgelegten Fabriken.

Das sind Lichtblicke! Aber leider die Ausnahme. Rainer ist ein
Autonarr und bewegt sich nur im Auto vorwärts. Wir wissen
alle, daß er seit einiger Zeit seinen eigenen Fitness-Coach hat,
um seinen Bauchansatz loszuwerden. Mir erzählt er, daß der
Trainer ihn auf seine Plattfüße angesprochen habe. »Der hat
doch tatsächlich zu mir gesagt, ich müßte doch wissen, wie gefährlich es sei, mit abgefahrenen Reifen rumzufahren. So aber
sähen jetzt meine Füße aus.«

Über ein anderes Fußleiden berichteten mir zwei Schwestern
bei einer Abiturfeier. Ellen und Margit zeigten schon als Kinder eine Neigung zum Ballen, ihrer Meinung nach ein Fami-
lienerbe. Vater, Mutter und Tante hätten enorme Probleme damit
gehabt, erzählen sie. »Schon mit 15 hatte ich Schwierigkeiten,
passende Schuhe zu finden«, erinnert sich Ellen. »Mit 30 Jahren hatte ich dann aber ständige Schmerzen beim Laufen, der
Ballen kam immer mehr heraus und verunstaltete meinen ganzen Fuß.« Wie ihre Schwester, die noch mehr Probleme hatte,
ließ sie sich operieren (siehe auch Kapitel »Der entzündete
Ballen«). »Mindestens ein Jahr hatte ich noch Schmerzen und
konnte nur schlecht laufen. Nach ein paar guten Jahren merke
ich das Gelenk jetzt wieder zunehmend.«

Margit war gleich vier Monate unfähig zu laufen. »Wenn ich
heute einen Schuh finde, der mir paßt, kaufe ich ihn auf der
Stelle und bringe ihn sofort zum Weiten. Auf meine geliebten
Berge kann ich allerdings nicht mehr klettern, ich hab keine

Besser Radfahren
als laufen

Kraft mehr im Vorderfuß. Dafür hab ich das Radfahren für mich entdeckt.«

Auf einem Fest bei Freunden amüsiert uns Andreas mit Erzählungen über »seinen Freund, den Fußpilz«. Seine Freundin Anna habe ihm gleich gesagt, »den wirst du nie wieder los«. Sie, die ordentlichste und perfekteste aller Frauen, plage sich schließlich auch schon ein Jahr damit herum. So entwickelte er seine eigenen Strategien, wechselte dreimal am Tag die Socken und fönte sich jeden Zehenzwischenraum trocken. »Als ich beruflich öfter nach Amerika mußte und im Hotel keine Fußbadewanne hatte, habe ich mir diese Einmal-Duschhauben um die Füße gebunden und ein Desinfektionsbad hineingeschüttet.«

Ein treuer Freund – der Fußpilz

Sehr widerstands-
fähige Keime

Bleiben wir gleich bei dieser unangenehmen Hauterkrankung, die selbst den perfektesten Fuß überfallen kann. Millionen Menschen, mehr Männer als Frauen, leiden daran, darunter sehr viele Sportler (in England nennt man den Fußpilz »Athlete's Foot« – Sportlerfuß). Ärzte behaupten sogar, daß 20 Prozent der gesamten Bevölkerung Fußpilz haben. Gefährdet sind vor allem Leute, die unter schwitzenden und sehr warmen Füßen leiden, die zudem ständig die gleichen Schuhe, vor allem Turnschuhe, tragen, oder diejenigen, die in ihrem Beruf häufig Gummistiefel tragen müssen. Verantwortlich für die Übertragung sind in der Regel *Dermatophyten*, Erreger, die sich in der menschlichen Hornhaut festsetzen. Nun verliert jeder Mensch beim Barfußgehen ständig winzige Hautschüppchen, die sich auf dem Boden verteilen und (leider) vor allem in warmen und feuchten Badräumen und Schwimmbädern bestens überleben. Dort und in den Teppichböden der Hotelzimmer besteht die größte Gefahr, sich anzustecken. Oft überleben die Keime erst einmal ein paar Tage am Fuß des neuen Trägers, ehe sie beim nächsten Schwitzen oder in der stauenden Wärme dicker Socken so richtig in die Haut hineinwachsen können.

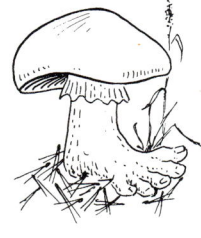

Meist sind zuerst die Zehenzwischenräume befallen, weil sich dort Feuchtigkeit und Schweiß am besten halten. Spreizt man die Zehen beim ersten Juckreiz auseinander, sieht man feuchte oder schuppige Hautrötungen oder weißliche Bläschen. Am häufigsten beginnt der Fußpilz zwischen der vierten und fünften (kleinen) Zehe, weil diese am dichtesten beieinander liegen. Gefährdet sind auch die Fußsohle und vor allem die Fersenränder. Hier verdickt sich die Hornhaut und bildet schmerzhafte Einrisse *(Rhagaden)*. Wenn man jetzt den Fußpilz nicht gleich in den Griff bekommt, werden meist auch die Fußnägel angegriffen. Dies zeigt sich anfangs durch gelbliche Verfärbungen und Verdickungen am Rande eines Nagels und ergreift nach und nach den ganzen Nagel.

Von allen guten Tips abgesehen – behandeln Sie Fußpilz niemals allein. Gehen Sie zunächst zu einer kompetenten Fußpflegerin, die Ihnen sagen wird, ob Sie außerdem auch ärztliche Hilfe benötigen. Bei einem Nagelpilz werden etliche Behandlungen nötig sein. Die Fußpflegerin muß nach und nach die befallene Hautpartie entfernen und vor allem den Nagel mit jedem Nachwachsen an der befallenen Stelle Stück für Stück abtragen. Wenn dies regelmäßig und sorgfältig gemacht wird, kann der Nagel wieder völlig gesund werden. Den ganzen Nagel operativ zu entfernen, haben sich die Ärzte weitgehend abgewöhnt. Wenn Sie dennoch jemanden kennen, dem ein Nagel abgenommen werden mußte, dann hat dieser Mensch wahrscheinlich einfach zu lange »geschludert« und fachliche Hilfe zu spät in Anspruch genommen.

Fachleute aufsuchen

Bei allen Fußpilzerkrankungen wird Ihnen von ärztlicher Seite antimykotische Creme oder Salbe verordnet. Bei einem Nagelpilz ist meist auch ein *Antimykotika* in Tablettenform notwendig, um auch noch von innen über die Blutbahn gegen den Pilz zu arbeiten. Vernachlässigen Sie die Behandlung nicht, auch wenn Ihr Fußpilz scheinbar schon weg ist. Verlassen Sie sich auf die erfahrenen Fachleute, die schon manche »husch-husch« behandelten Pilzerkrankungen am Fuß nach kürzester Zeit wieder »blühen« sahen. Halten Sie sich an folgende Regeln:

▶ Waschen Sie Ihre Füße täglich und trocknen Sie jeden einzelnen Zehenzwischenraum sorgfältig ab.

▶ Wechseln Sie täglich Ihre Handtücher und Socken. Waschen Sie alles bei 60 Grad, kochen Sie die Wäsche zwischendurch auch immer mal wieder.

▶ Kaufen Sie keine Strümpfe aus synthetischer Faser, tragen Sie nur Wolle und Baumwolle.

▶ Wechseln Sie täglich Ihre Schuhe, damit ein Paar immer richtig »ausdampfen« kann. Tragen Sie oft Lederschuhe und möglichst keine Schuhe mit Pelz- oder Wollfutter.

▶ Laufen Sie nicht barfuß. Tragen Sie im Schwimmbad oder Hotel immer Badeschuhe.

▶ Teilen Sie nicht mit Familienangehörigen oder Freunden Utensilien wie Nagelschere, Feile oder Bimstein. Leisten Sie sich Ihren ganz persönlichen Duschvorleger.

Schweißfüße

Bis auf die beiden letzten Punkte gelten all die genannten Hygienemaßnahmen auch bei *Schweißfüßen*. Zu einem großen Teil wird die Neigung zu Schweißfüßen vererbt. Oft plagen sich gleich mehrere Mitglieder einer Familie damit herum. Diese Menschen schwitzen im allgemeinen meist mehr als andere, manche bekommen besonders bei Streß, Überforderung oder Aufregung schwitzende Hände und Füße. Oft leiden auch Kinder oder Teenager besonders darunter, haben aber später kaum noch Probleme damit. Manchmal kehrt es aber in bestimmten Lebenssituationen wieder.

Wenn Sie selbst unter Schweißfüßen leiden, denken Sie daran:

▶ Pingelige Sauberkeit ist oberstes Gebot. Denn kaum etwas stößt andere Leute dermaßen ab wie der durchdringendmuffige Geruch von Schweißfüßen.

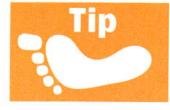

▶ Betrachten Sie Ihre beiden Füße wie zwei Kinder, die ein bißchen mehr Aufmerksamkeit brauchen als andere. Gönnen Sie Ihnen ein tägliches Fußbad, und versuchen Sie es einmal mit einem speziellen Anti-Transpirant-Deo für die Füße. Das hilft vielleicht genauso wie ein Deo für die Achseln.

▶ Vermeiden Sie allerdings Sprays und Puder, die die Poren nur unnötig verstopfen. Außerdem werden spezielle Cremes angeboten, die die Haut der Füße geschmeidig halten und auch eine desodorierende Wirkung haben.

▶ Frische Socken, offene Schuhe und – so oft wie möglich – an die Luft mit ihnen.

Erkrankungen des Vorfußes

»Alles hängt mit allem zusammen«

Beinahe alle Deformationen im Bereich des Vorfußes sind erworbene Schäden. Häufig zieht auch die erste Schwachstelle andere nach sich, weil dadurch der ganze Fluß des Haltens, Ziehens und Stützens unterbrochen wird. Von den nachfolgend vorgestellten Veränderungen des Vorfußes sind vor allem Frauen betroffen. Sie sind Opfer eines gnadenlosen gesellschaftlichen Drucks, schön sein zu müssen. Schuhe zu tragen, die einen sogenannten schönen Fuß »machen«, aber eben Schuhe, die ihn auf Dauer »kaputtmachen«. Natürlich sind Frauen deshalb auch Täterinnen, weil es ihnen nicht gelingt, sich über dieses merkwürdige Schönheitsideal hinwegzusetzen, es im Gegenteil oft richtig verinnerlichen (mehr dazu im Kapitel »Rund um die Schuhe«).

Täter und Opfer

DIE SCHIEFZEHE ODER X-ZEHE (HALLUX VALGUS)

ÄrztInnen sehen diese Erkrankung des Vorfußes so häufig, daß sie sich an den Anblick schon beinahe gewöhnt haben. Dabei sieht die schiefstehende Großzehe alles andere als normal oder schön aus. Von Natur aus sind alle fünf Zehen des Fußes mehr oder weniger gerade gewachsen. Die kleine oder fünfte Zehe hat oft schon von Geburt an eine leichte Schieflage und schmiegt sich eng an die vierte Zehe, die ebenfalls häufiger eine leichte Neigung nach innen hat.

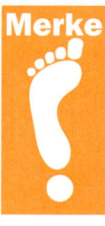

Merke

Der Fuß oder eine Zehe strebt nach innen =
dies heißt, die Zehen etwa des rechten Fußes streben nach
links, die kleinen in Richtung Großzehe, die Großzehe in
Richtung anderer Fuß.

Der Fuß oder eine Zehe strebt nach außen =
dies heißt, die Großzehe etwa des rechten Fußes strebt nach
rechts, weg von dem anderen Fuß.

Erinnern wir uns an den Aufbau des Fußes mit seinen fünf Mittelfußknochen, die über ihre fünf Köpfchen mit den Zehenge-
lenken verbunden sind. Besonders stark und groß ist dabei der
erste Mittelfußknochen, der mit der Großzehe verbunden ist.
Auch beim gesunden Fuß kann man ihn deutlich unterhalb der

Hallux valgus.
Im Grundgelenk ist
die große Zehe nach
außen abgewichen,
der »Ballen«
springt hervor.

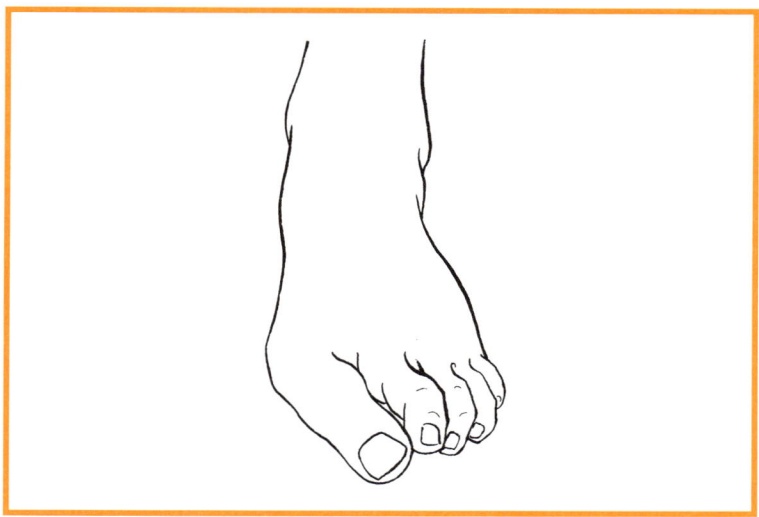

großen Zehe erkennen und fühlen. In seinem vorderen Bereich
bildet er zusammen mit dem Großzehengrundgelenk den sogenannten Ballen, der vor allem in seiner krankhaften Ausformung bekannt ist.
Wenn nun über Jahre zu enge und zu kurze Schuhe getragen

werden, wird die Stabilität der einzelnen Mittelfußköpfchen immer mehr beeinträchtigt. Vor allem die Großzehe wird mit Gewalt in die zulaufende Form des Schuhes gepreßt und gerät sozusagen lautlos und unauffällig durch eine allmähliche Zwangslenkung in diese Fehlform hinein. Dies ist, wie gesagt, nicht das Ergebnis eines Jahres oder nur *eines* falsch sitzenden Schuhes, sondern ein Prozeß, der sich über Jahrzehnte hinzieht. Die Großzehe wandert millimeterweise nach außen und »verläßt« dabei ihren festen Platz in ihrem Gelenk. Sie verdreht sich dabei selbst und verursacht zudem eine Verrenkung *(Luxation)* des Mittelfußknochens. Fast immer springt dann das Köpfchen des ersten Mittelfußknochens heraus und bildet einen Knochenvorsprung *(Exostose)*. Bänder und Sehnen können ihre Aufgabe des Haltens nicht mehr richtig erfüllen, die Muskeln verrutschen und ziehen in die falsche Richtung. Gleichzeitig verdreht sich der Mittelfußknochen nach innen und schiebt das Grundgelenk – als wulstartig sichtbaren Ballen – an der Innenseite des Vorfußes heraus.

Ein Prozeß über Jahrzehnte

HAMMER- ODER KRALLENZEHEN

Diese Verformung der Zehen kann in leichter Ausprägung eine Veranlagung sein. Meist aber liegt auch ihr die Sucht nach Schönheit und In-Sein zugrunde, eine Sucht, die mit besonderer Häßlichkeit bestraft wird. Hammer- oder Krallenzehen entstehen fast immer durch falsche Schuhe, vor allem durch zu hohe Absätze. Solche Zehen haben ihre natürliche Geschmeidigkeit eingebüßt, können von allein nicht mehr gebeugt werden und krümmen sich in der extremen Ausformung wie Vogelkrallen zusammen.

Ursachen

Bei der Hammerzehenstellung der Großzehe ist das Endgelenk stark nach unten zum Boden gebeugt, während das Grundgelenk gestreckt ist. Daher der bildhafte Name Hammerzehe. Bei den anderen vier Zehen, die ja jeweils drei Glieder besitzen, ist vor allem das Endgelenk stark gebeugt. Beim Stehen und Gehen

Deformation
der Zehe
Krallenzehe (a),
Hammerzehe (b)

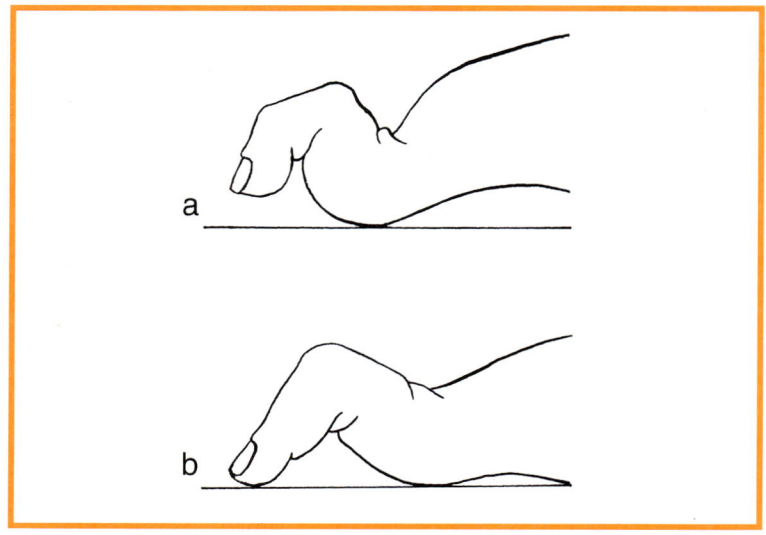

wird die Zehenkuppe auf den Boden gepreßt und verursacht entsprechende Schmerzen und Schwielen. Noch häufiger kommt es zu einer Krallenzehenbildung. Hier ist schon das Grundgelenk nach oben geschoben und zwingt das mittlere und letzte Zehenglied zu einer starken Krümmung nach unten. Die Zehen erinnern dann wirklich an Krallen oder Klauen, werden deshalb auch als »Klauenzehen« bezeichnet.

Reiterzehen Nun gibt es noch einige Variationen zum Thema »Zehendeformationen«. Die oben bereits erwähnte schiefe X-Zehe, *Hallux valgus*, kann so weit nach außen streben, daß sich die zweite Zehe über die große schiebt (daher das X!). Ebenso kann die kleine Zehe durch den ständigen Druck spitzer Schuhe nach innen gedrängt werden und setzt sich notgedrungen auf die vierte Zehe drauf. So etwas nennt man dann *Reiterzehen*. Wirklich schwierig, sich vorzustellen, wie jemand mit solchen Problemen noch passende Schuhe findet und noch einigermaßen laufen kann. Anmerken sollte ich an dieser Stelle noch, daß manche dieser Zehenprobleme auch auf Unfälle zurückzuführen sind. Zehen können gebrochen und nur schwierig wieder zusammengewachsen sein, man kann sich etwa beim Barfußlaufen verletzt haben, und die Zehenhaut zieht sich durch die Narbenbildung später zusammen.

DER SPREIZFUSS

All die genannten Probleme stehen meist im Zusammenhang mit einem Spannungsverlust des Vorfußes, der sich im Spreiz- fuß ausdrückt. Ich erinnere mich, daß ich als Kind schon öfter hörte, jemand habe einen Spreizfuß, und stellte mir darunter nach allen Seiten auseinanderstrebende Zehen vor. Es sind aber vor allem die strahlenförmig angeordneten Mittelfußknochen, die ihren natürlichen Halt verlieren, sich wie ein Fächer öffnen und mit ihren Köpfchen zur Sohle hin einsinken. Eigentlich sollten ja, wie schon beim Quergewölbe beschrieben, nur das erste und fünfte Köpfchen tiefer als die anderen liegen und damit einen Bogen bilden. Beim Spreizfuß aber senkt sich das ganze Quergewölbe. So kommen sich bei jedem Schritt die knöchernen Köpfchen und der harte Boden entgegen, kaum ge- schützt durch die Fußsohlenhaut oder die Ledersohle des Schuhs. Auf diese Weise bilden sich immer tiefersitzende Schwielen unter den Füßen, die je nach Schweregrad bei jedem Abrollvor- gang für große Schmerzen sorgen.

Das Quergewölbe senkt sich

DER ENTZÜNDETE BALLEN

Betroffen ist von dieser Veränderung auch wieder das Großze- hengrundgelenk, der Ballen, der beim Schiefstand der Groß- zehe an der Fußinnenseite regelrecht herausgedrückt wird. Wer unter einem Spreizfuß plus ausgeprägtem Ballen leidet, hat einen entsprechend verbreiterten Vorfuß, der jetzt erst recht in keinen Schuh mehr paßt. So reibt der Ballen bei jedem Schritt gegen das Leder. Folge sind Rötungen, Schwellungen und Knorpelbildung. Richtig schmerzhaft wird das Ganze, wenn sich auch noch der Schleimbeutel entzündet, der sich zwischen

Schleimbeutelent- zündung

Haut und Knochen befindet. Wird er zu sehr strapaziert, lagert sich Flüssigkeit ein, die Haut wird rot und warm. In manchen Gegenden nennt man diese Entzündung im Sommer »Hitzeballen«, im Winter mutiert das gleiche Problem dann zum »Frostballen«. Klar, daß beide Begriffe falsch sind.

Welche Therapien und Operationen gibt es?

Enge Schuhe vermeiden

Fangen wir mit der zuletzt beschriebenen *Schleimbeutel-Entzündung des Großzehenballens* an. Oberstes Gebot: Jeglichen weiteren Druck, jegliche Reibung vermeiden. Werfen Sie einen sehr kritischen Blick auf Ihre Schuhe – und werfen Sie die besonders schmalen, bei denen vielleicht sogar schon eine Ausbeulung durch den Ballen entstanden ist, am besten in den Müll. Mindestens bis zur vollständigen Ausheilung der Entzündung sollten Sie nur noch sehr weit geschnittene Schuhe tragen. Zu Hause laufen Sie in dieser Zeit am besten nur in dicken, locker sitzenden Socken herum, im Sommer ist natürlich Barfußlaufen das Mittel der Wahl. Die Entzündung selbst können Sie mit alkoholischen Umschlägen behandeln, die Sie mehrmals am Tag anwenden. Wenn die Entzündung noch nicht zu weit fortgeschritten ist, kann dies nach einigen Tagen zur Heilung führen. Wenn nicht, brauchen Sie ärztliche Hilfe. Lassen Sie

Vorsicht mit Kortison

sich aber nicht vorschnell auf eine Therapie mit Kortison ein. Damit retten Sie sich oft nur über ein paar Wochen hinweg, bevor alles von vorn losgeht. In aussichtslosen Fällen kann der Schleimbeutel auch operativ entfernt werden.

Auch bei der *Fehlstellung der Großzehe* werden Sie einige Ihrer Schuhe ausmustern müssen, wenn Sie ernsthaft an einer Verbesserung dieses Problems interessiert sind. Dies gilt besonders für höhere Absätze, die all Ihre Zehen ja bei jedem Schritt gegen die Schuhspitze drängen. Darüber hinaus können Sie versuchen, wenigstens die extreme Schiefstellung ein wenig rückgängig zu machen. Das bedeutet tägliche Fuß- und Zehengymnastik (siehe Seite 95ff.), bei der Sie durchaus etwas kräf-

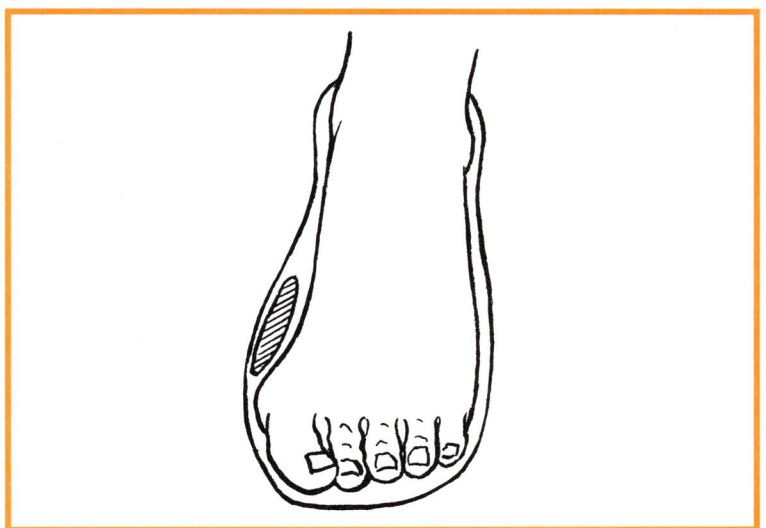

Entlastungspolster im Schuh

tiger zupacken dürfen. Nehmen Sie Ihren Fuß in die Hand und lenken Sie die große Zehe immer wieder durch lockeres Drehen und Schütteln ein wenig in die gerade Stellung. Sie können es auch mit einer Nachtbandage versuchen, die um den Fuß geschlungen wird und mit einer Schiene gegen die verschobene Innenseite der großen Zehe drückt. Nach einem ähnlichen Prinzip gehen ja die Forstleute vor, um schief wachsende Bäumchen durch angebundene Pflöcke zu einem geraderen Wuchs zu zwingen.

Bandagen

Des weiteren können Sie verschiedene Hilfsmittel ausprobieren, die Sie in Orthopädie-Fachgeschäften und manchen Schuhläden bekommen können. So gibt es Gummipolster, die zwischen die erste und zweite Zehe geschoben werden oder auch Filzringe, die um den vorspringenden Ballen geklebt werden. All dies sind Versuche, den Druck im Schuh ein wenig zu verringern – und im allgemeinen nicht besonders erfolgreich. Mehr läßt sich durch ein Entlastungspolster erreichen, das von einem orthopädischen Schuhmacher in die Schuhe unterhalb des vorspringenden Ballens eingeklebt wird. Das bewirkt eine bessere Entlastung des Großzehengrundgelenks.

Orthopädische Hilfsmittel

Operation als letztes Mittel

Das Thema Einlagen behandele ich extra (siehe Seite 41ff.).

Von einer Operation werden Ihnen erfahrene ÄrztInnen zunächst einmal abraten, vor allem, wenn Sie noch jünger sind. Machen Sie es sich nicht zu einfach, und erwarten Sie keine Wunder. Eine Operation an einem solch feinsinnig aufgebauten Teil wie dem Fuß bringt immer eine Beeinträchtigung der Leistungsfähigkeit mit sich. Dennoch gibt es einige ausgefeilte Operationstechniken, mit denen gute Ergebnisse erzielt werden können. Sie heißen nach ihren Erfindern Hohmann oder Brandes. Die erstere Operation ist in jüngerem Alter sinnvoller. Dabei wird das Köpfchen des ersten Mittelfußknochens durchtrennt, nach außen (also etwa beim rechten Fuß nach rechts) versetzt und bis zur Heilung mit Drähten fixiert. Auch die Sehne wird anatomisch korrekt verlegt und festgenäht. Bei einem ausgeprägten Ballen wird auch ein Stück des gewucherten Knochens mit entfernt. Der Fuß wird gegipst und darf bis zu zwölf Wochen danach nicht belastet werden.

Die Operation nach Brandes sollte erst im höheren Alter und nur bei starken Schmerzen gemacht werden. Mindestens die Hälfte des Zehengrundgliedes wird dabei entfernt, ebenso ein Teil des Ballens. Die Lücken werden zwar durch die umgebenden Weichteile gefüllt, Ergebnis ist aber dennoch immer eine stark verkürzte Großzehe, die einerseits ästhetische Probleme bereiten kann, aber auch die jetzt größeren anderen Zehen belastet. Oft entwickeln sich diese nach einiger Zeit zu Krallenzehen.

Muskulatur wieder verbessern

Auch die Operation der *Krallen- oder Hammerzehen* birgt viele Nachteile in sich, so daß man darauf nur bei großen Laufschwierigkeiten und Schmerzen zurückgreifen sollte. Dabei werden die geschrumpften Gelenkkapseln und Sehnen gedehnt, verlängert oder auch durchgeschnitten. In einigen Fällen wird auch das Köpfchen des Grundglieds entfernt. Die Ergebnisse sind meist nicht von langer Dauer, wenn nicht gleichzeitig eine ganze Menge für die Verbesserung der Fußmuskulatur und Beweglichkeit getan wird. Vielleicht probieren Sie doch erst einmal einige der zahlreichen Hilfsmittel aus, die es zum

Schutz gequälter Zehen gibt. Zumindest wenn Sie auf Einkaufstour in die Stadt müssen oder eine Wanderung vorhaben, können solche Zehenschoner vielleicht ein wenig Linderung bringen.

Weitere Ursachen für Probleme des Vorfußes

VERSTEIFUNG DER GROSSZEHE (*HALLUX RIGIDUS*)

Dieses Krankheitsbild entsteht weniger im Zusammenhang mit falschen Schuhen und Muskelschwäche der Füße. Es trifft sogar im Gegenteil häufig gerade sehr sportliche Menschen und sehr viel öfter Männer als Frauen. Gerade Männer um die dreißig plagen sich damit herum. Fußballspieler, Jogger, Tennisspieler, die gegen Bälle treten oder mit der Zehe irgendwo anstoßen, erleiden dabei oft ganz unbemerkt kleine Verletzungen im Bereich des Großzehengrundgelenks. Es kommt zu Rissen und Abschürfungen, der Knorpel wird auf Dauer aufgerauht und reagiert mit Knochenwucherungen. Dies führt zu einer Abnutzung des Gelenks, zur berüchtigten *Arthrose*. Das bedeutet, daß der Fuß nicht mehr von hinten nach vorn über das Großzehengrundgelenk abgerollt werden kann, sondern daß sich, oft erst unauffällig, Schonhaltungen entwickeln. Da jeder Abrollvorgang mit Schmerzen verbunden ist, weicht man seitlich aus und legt beim Laufen mehr und mehr Gewicht auf die Außenkante des Fußes. Dadurch gerät die ganze Statik des Fußes aus den Fugen.

Sport als Ursache?

Gefürchtete Arthrose

Gegen den *Hallux rigidus* können Sie einiges durch gezielte Krankengymnastik und eigene Übungen erreichen. Wichtig ist auch, beim Sport gut gepolsterte Turnschuhe zu tragen, um weitere Stöße und Verletzungen zu vermeiden. Klar ist auch, daß Sportarten wie Weit- und Hochsprung, Jogging oder Ballett besonders ungeeignet sind. Beim Fahrradfahren sollten Sie die Pedale nicht mit dem Vorderfuß, sondern mehr aus der Mitte heraus treten. Auch zwei Körperhaltungen sind bei der Groß-

Geeignete Sportarten

zehenarthrose ungünstig, das Hocken und Stehen auf Zehenspitzen. Beides belastet die Großzehe in besonderem Maße. Wenn die Zehe schon ziemlich steif ist und sich nicht mehr hochziehen läßt, können Sie sich beim orthopädischen Schuhmacher eine Abrollhilfe unter die Schuhe machen lassen. Die sieht aus wie ein altmodischer Tintenlöscher und entlastet die schmerzende Großzehe. Weitere Hilfen sind speziell ausgeschnittene Einlagen im Schuh, die der Zehe einen Schonraum verschaffen. In sehr schwierigen Fällen können auch das Grundglied der Zehe und das Köpfchen des Mittelfußknochens operativ geglättet werden. Auch bei diesem Eingriff kommt es zu einer Verkürzung der Zehe.

Abrollhilfen

GICHT DER GROSSZEHE

Wenn auch die meisten Erkrankungen des Vorfußes mechanische Ursachen haben, gibt es neben den Sehnenentzündungen noch die Gicht, die große Probleme bereiten kann. Deshalb gehe ich noch kurz darauf ein. Wiederum ist vor allem das Großzehengrundgelenk betroffen, und wiederum sind es überwiegend Männer, die es erwischt. Diese Stoffwechselerkrankung wird häufig vererbt, aber auch durch Übergewicht, Bewegungsmangel und Alkohol ausgelöst. Oft geht einem Gichtanfall eine Streßsituation voraus. Ursache ist ein zu hoher Harnsäurespiegel im Blut, es bilden sich kleine Harnsäure-Kristalle, die sich in den am wenigsten durchbluteten Geweben absetzen, eben in den Fußgelenken und besonders häufig im Großzehengrundgelenk. Das Gelenk wird rot, schwillt an und ist so schmerzhaft, daß man kaum noch laufen kann. Oft vergehen zwischen einzelnen Anfällen Monate, ehe die Gicht chronisch wird. Bei dieser Erkrankung helfen nur harnsäuresenkende Medikamente und eine vernünftige Lebensweise. Weniger Eiweiß, weniger Fleisch, weniger Alkohol, Sie wissen schon. Auf jeden Fall brauchen Sie bei diesem Krankheitsbild ärztliche Unterstützung.

Hoher Harnsäurespiegel

Veränderungen des ganzen Fußes

DER KNICK-SENK-FUSS UND DER PLATTFUSS

Den Spreizfuß habe ich schon vorher angesprochen, weil er vor allem das Quergewölbe und den Vorfuß betrifft. Jetzt geht es um den Knick-Senk-Fuß, der vor allem das Längsgewölbe beeinträchtigt. Bei einem starken Senkfuß hat die Konstruktion dieses Gewölbes ihren Halt verloren, es senkt sich immer mehr bodenwärts. Häufig folgt dieser Veränderung der Statik auch die Ferse. Sie kippt jeweils nach innen und macht auf diese Weise den berühmten X-beinigen Gang. Normalerweise sollte – von hinten gesehen – eine gedachte Linie als Gerade zwischen Ferse und Unterschenkel verlaufen. Die gekippte Ferse beim Knickfuß sorgt für den entsprechenden »Knick« in dieser Linie.

Knick in der Linie

Der Plattfuß ist im Prinzip eine Kombination von Spreizfuß, Knickfuß und Senkfuß. Das Längs- und Quergewölbe ist stark gesenkt oder sogar ganz aufgehoben. Die Fußsohle kann im

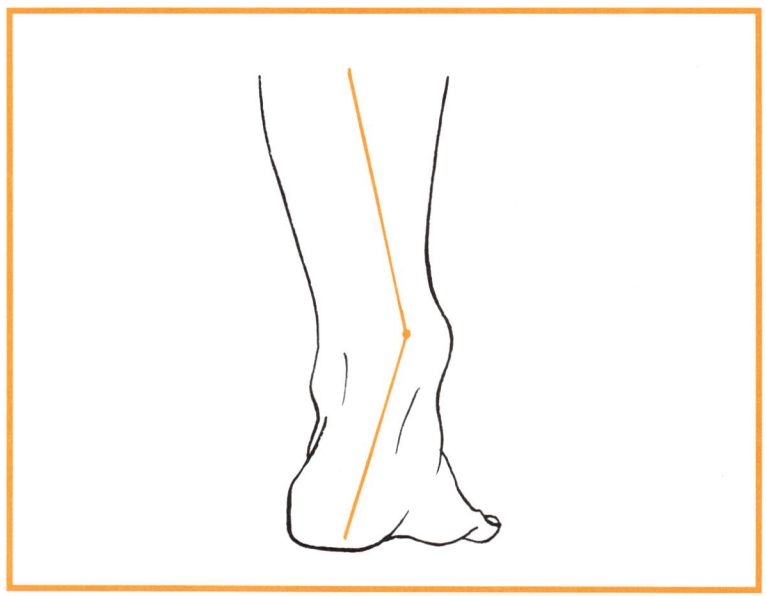

Knickfuß von hinten. Eine vom Unterschenkel zur Ferse gedachte Linie zeigt einen Knick in Höhe des Knöchels.

Mangelnde Bewegung

Extremfall vollkommen flach auf dem Boden liegen, die inneren Fußknöchel springen deutlich heraus, die Ferse steht schief. Dann kann Stehen und Gehen zur Qual werden, die Füße brennen bei jedem Schritt, die verlorene Statik wirkt sich auf Dauer negativ auf Becken und Rücken aus. In seltenen Fällen spricht man von einem angeborenen Plattfuß, meist geht man von einem erworbenen aus. Die Ursache liegt, von Entzündungen und Verletzungen abgesehen, in der Haltungsschwäche vieler Menschen, in mangelnder Bewegung und Übergewicht. Während Frauen am häufigsten mit Spreizfüßen und Zehendeformationen zu kämpfen haben, sind Knick-Senk-Füße und Plattfüße sehr oft Männersache.

Eine gute Nachricht ist, daß eine leichtere Form des Knick-Senkfußes ziemlich häufig vorkommt und nicht unbedingt Beschwerden machen muß. Das ist auch davon abhängig, wie kräftig Ihre Fußmuskulatur ist und ob Sie sich genug bewegen. Vor allem für Menschen, die viel stehen müssen, ist es wichtig, ihren Füßen Ausgleich und Erholung zu bieten. Untersuchungen haben nämlich gezeigt, daß durchaus gesunde Füße nach einem langen Arbeitstag mit einer Abflachung reagieren, sich nach einer Erholungsphase aber wieder regenerieren.

Haltungstraining

Durch Haltungstraining und Fußgymnastik läßt sich eine Menge gegen Knick- und Senkfüße tun. Auch regelmäßiges Training in den Bewegungsformen wie T'ai Chi oder Feldenkrais, (Seite 76ff.) kann zu hervorragenden Verbesserungen führen. Ich möchte es noch mal betonen: Mit dieser Diagnose haben Sie sehr gute Chancen, über eine Aktivierung der Fußmuskulatur wieder fest auf Ihren Füßen zu stehen.

Ansonsten bleibt nur die Möglichkeit, den Fuß künstlich durch Einlagen, eine orthopädische Schuhzurichtung oder sogar orthopädisch gefertigte Maßschuhe aufzurichten. Über letzteres finden Sie mehr im Kapitel »Fachgeschäfte für Orthopädie-Schuhtechnik«.

Einlagen

Da gibt es zunächst die einfachen Einlegesohlen aus Wolle, Filz oder Gummi, die zur Wärmedämmung, Weichpolsterung oder zur Absorbierung von Feuchtigkeit dienen. Sie sind ebenso auf dem freien Markt erhältlich wie Fußstützen, die als Massenware für »durchschnittliche« Füße angefertigt werden und für kleinere Fußprobleme durchaus geeignet sein können. Sie unterstützen den Mittelfuß, das Quer- und Längsgewölbe und verbessern den Abrollvorgang beim Laufen. Wenn Sie einmal ausprobieren wollen, ob Ihre Füße ein wenig »unterstützt« werden möchten, können Sie es zunächst einmal mit solchen Einlagen aus Latex, Schaumstoffen oder Kork versuchen. Sie gehen kein großes Risiko ein. Die Einlagen sind leicht und ziemlich robust, dabei auch relativ preisgünstig, so daß Sie sich auch wieder von ihnen verabschieden können, wenn Ihre Füße mit Schmerzen darauf reagieren.

Einlagen aus dem Kaufhaus

Orthopädisch angefertigte Einlagen werden dagegen meist von Orthopädie-FachärztInnen verordnet und von SchuhtechnikerInnen nach einem Modell angefertigt (siehe das Kapitel »Orthopädieschuh-Fachgeschäft«, Seite 50ff.). Lassen Sie mich nach meinem Rundgang durch die Gesundheitsszene rund um die Füße sagen: Gehen Sie mit großer Skepsis daran, wenn Ihnen Einlagen verschrieben wurden und Sie sich diese besorgen müssen. Lassen Sie sich nicht wie ein unwissendes Schaf versorgen, sondern greifen Sie aktiv in die Anpassung der Einlagen ein. Sie bekommen sonst mehr oder weniger durchschnittliche Stützen, die Ihren Füßen mehr schaden als nützen könnten. Wichtig ist zum Beispiel die Unterscheidung zwischen starren und biegsamen Einlagen. Erstere werden häufig bei Übergewicht und für Menschen, die viel stehen müssen, verschrieben. Beide Formen werden zudem meistens nur als halbe Einlagen hergestellt, die den Abrollvorgang stark auf den Vorderfuß konzentrieren und zudem im Schuh oft hin und herrutschen.

Sie müssen sich selbst um Ihre Einlagen kümmern

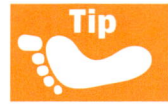
Tip

Darauf müssen Sie achten:

▶ Bestehen Sie auf langen Einlagen, die unter der ganzen Fußsohle aufliegen.

▶ Lassen Sie sich die Adresse des Orthopädie-Fachgeschäfts oder Schuhmachers geben, der Ihre Einlagen anfertigen soll. Lassen Sie sich dort beraten, welches Material für Sie geeignet ist, und schauen Sie, welches Ihnen am angenehmsten ist. Es gibt eine Fülle von Kunststoffen, Kork, Gummi, Leder oder Stoff, die als Grundmaterial oder Ummantelung in Frage kommen.

▶ Bestehen Sie darauf, daß die Einlage exakt nach Ihrem Fußabdruck in genügender Breite hergestellt wird.

Ich habe schon an anderer Stelle erwähnt: Es ist wirklich ein Skandal, daß Einlagen in Anpassung an die Schuhmode mehr dem Schuh als dem Fuß angepaßt werden.

Alptraum Alu-Einlage

»Einlagen, dieses Wort weckt eher schreckliche Erinnerungen in mir. Die wurden uns gleich reihenweise verordnet, als wir noch jung waren. Angeblich hatten wir alle Senkfüße. Die Einlagen waren damals aus Alu-Blech und so krumm, daß wir wie auf Eiern liefen. Wir sind dann in die Werkstatt gegangen und haben die Einlagen eigenhändig »umgearbeitet«, das heißt, wir haben mit dem Hammer drauf gehauen.«

(Willibald Köster, 85 Jahre)

Spreizfüße müssen in anderer Weise gestützt werden als Senk- und Knickfüße. Für alle gilt jedoch, daß leichte Fußprobleme eine andere Einlage notwendig machen als etwa ein vollkommener Plattfuß. Einlagen sollen im Idealfall die Eigenleistung der Füße aktivieren und unterstützen und sie nicht zur Passivität und Verschlechterung ihrer Leistungsfähigkeit verurteilen.

Wie wirkungsvoll sind Einlagen?

Die Mißerfolge bei der Einlagenversorgung sind jedenfalls beträchtlich. Ich selbst wage die Behauptung, daß achtzig Prozent aller orthopädisch angefertigten Einlagen in irgendwelchen Ecken der Schuhschränke vergammeln, weil die Leute nicht damit zurechtkommen. Das Material ist falsch, Länge und Breite stimmen nicht, die Einlage wirft Falten, sie drückt und gräbt sich manchmal regelrecht in die Fußsohle ein. So drückt eine zu schmale Einlage an beiden Seiten auf die empfindlichen Köpfchen des Mittelfußknochens, verursacht Reizungen, Schwielen und nicht selten langwierige Entzündungen. Scheinbar ist es auch heute noch gar nicht so einfach, die Erhöhungen zur Hebung des Längs- und Quergewölbes exakt den Gegebenheiten des einzelnen Fußes anzupassen. Wenn diese Erhöhungen nur um ein, zwei Millimeter verschoben angebracht werden, wird die ohnehin gestörte Statik des Fußes noch mehr durcheinandergebracht statt verbessert. Sehnen, Bänder und Muskeln werden gereizt, verschoben und auf Dauer verkürzt.

Wenn Sie zur Zeit Einlagen tragen und nicht so recht damit klarkommen, schauen Sie sich die rechte und die linke selbst einmal ganz genau an. Oft sind kleine Rinnen und Falten zu erkennen, oder einer der Füße hat sich tiefer hineingegraben als der andere. Reden Sie mit den Fachleuten und beharren Sie so lange auf Veränderungen, bis Sie den Eindruck haben, daß die Einlagen Ihre Füße *wirklich* unterstützen statt sie zu malträtieren.

Rinnen und Falten

Die Gesundheitsszene rund um die Füße

Auf der Suche nach den richtigen Ärzten
»Schlecht behandelte Füße verkürzen die Lebensdauer«

Jetzt haben Sie schon eine Menge über alle möglichen Fuß-probleme erfahren. Vielleicht kennen Sie Ihre Schwach-stellen schon länger, möglicherweise aber ergeht es Ihnen so wie mir zuvor – Sie merken erst jetzt, daß Ihre Füße nicht mehr so perfekt sind, wie sie einmal waren. Tun Sie etwas dage-gen, denn wie sagte mir ein Fachmann ganz prägnant: »Schlecht behandelte Füße können die Lebenszeit genauso verkürzen wie ein Herzanfall.«

Der mündige Patient
Sie haben viele Möglichkeiten, Ihre Füße gut zu behandeln. Ein wichtiger Punkt ist, daß Sie selbst erst einmal eine gute Be-handlung erfahren. Lassen Sie sich nicht von irgend jemandem irgend etwas erzählen, sondern achten Sie auf die Qualität der Information. Seien Sie eine mündige Patientin, ein mündiger Patient. Mein Gang durch die Gesundheitsszene »rund um die Füße« soll Sie darin unterstützen, Ihre Eigeninitiative zu stär-ken und die richtige Therapie zu finden.

Tatsächlich gibt es ja schon eine richtige Patientenbewegung. Viele Menschen sind mit der passiven Rolle des Sichbedienen-lassens nicht mehr einverstanden. Sie möchten nicht mehr ein-fach die Möglichkeiten unseres Gesundheitssystems auf Knopf-druck abrufen, sondern sich auf vielfältige Weise darüber infor-mieren, welche Behandlung für sie am geeignetsten ist.

Ich habe bei meinen ausführlichen Gesprächen mit ÄrztInnen und TherapeutInnen deutlich gesehen, daß Sie nirgendwo *den* Fachmenschen finden werden, der Ihnen alles über Ihre Füße sagen kann. Niemand kann Ihnen ein Patentrezept liefern, Ihre lädierten Füße wieder in Schwung zu bringen.

Wenn Sie konkrete Fußbeschwerden haben, ist es naheliegend

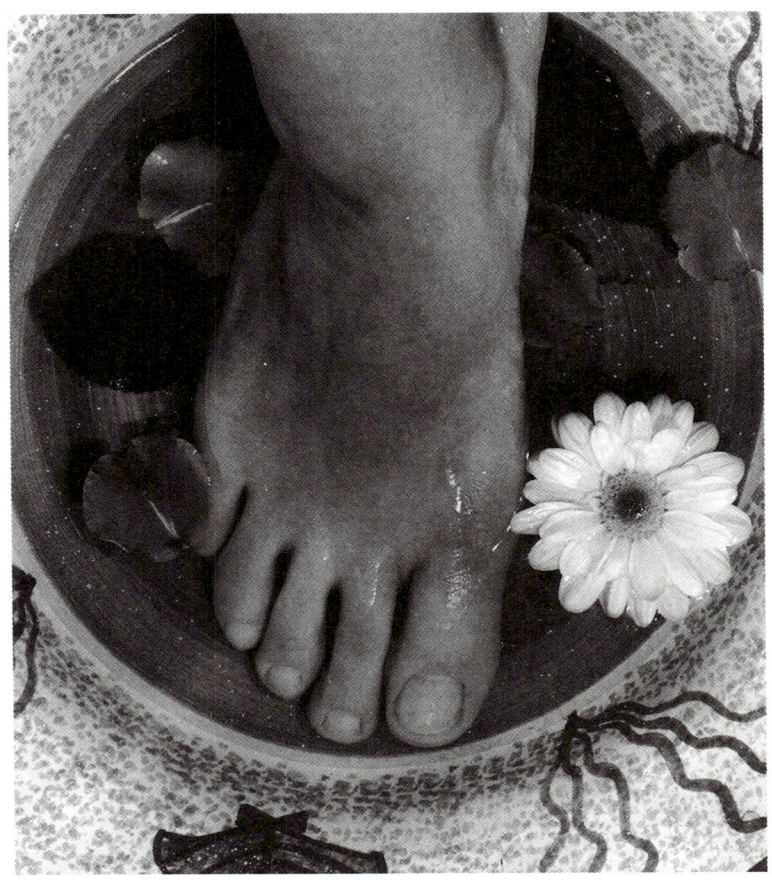

und richtig, damit zuerst einmal zu Ihrem Hausarzt oder zu einem Facharzt zu gehen. Bedenken Sie nur eines: Hausärzte müssen ein überaus breitgefächertes Wissen haben, um die vielfältigen Krankheitsbilder der Patienten erkennen zu können. So läßt es sich gar nicht vermeiden, daß sie manchmal auf einige Symptome mehr und auf andere weniger achten. Erwarten Sie also nicht von einem rundum geforderten Hausarzt, daß ausgerechnet er Ihre Fußprobleme mit sicherem Blick erkennt, wenn Sie ja vielleicht selbst über Jahre nicht darauf geachtet haben. Dennoch können Sie Glück haben. Es gibt immer wieder Ärztinnen und Ärzte, die die entscheidende Bedeutung gesunder Füße er-

Erste Anlaufstelle: der Hausarzt

kannt haben und sich mit großem Elan dafür einsetzen. Wenn Sie an so jemanden geraten, könnte es ein Volltreffer sein. Sie werden richtig betreut und können die richtigen Maßnahmen ergreifen.

Orthopäde Wenn Sie mit Ihren Fußbeschwerden vom Hausarzt an einen Facharzt für Orthopädie überwiesen werden, erkundigen Sie sich bei Bekannten oder Kollegen nach einem Orthopäden, der sich genug Zeit nimmt und nicht so überlaufen ist, vielleicht sogar einen besonderen »Zugang« zu den Füßen hat. Orthopädische ÄrztInnen absolvieren eine langjährige Ausbildung im gesamten System der Bewegungsapparates, benötigen umfassende Kenntnisse der konservativen wie operativen Behandlung angeborener oder entstandener Schäden. Da sind die Füße nur ein Teil des Ganzen und für manche OrthopädInnen auch eher vernachlässigbar. Doch gibt es eben auch unter ihnen Fachleute, die einen ganz besonderen Blick für die Füße entwickelt haben und der Statik und Dynamik der Füße im Zusammenspiel mit dem gesamten Skelett die nötige Aufmerksamkeit schenken.

So bin auch ich auf der Suche nach den richtigen Ansprechpartnern ganz unterschiedlich engagierten Ärzten begegnet. Eine Ärztin hatte mich auf einen Orthopädie-Kollegen aufmerksam gemacht, der sich im hohen Maße um die Fußgesundheit seiner Patienten kümmert. Wie aber reagieren die Patienten darauf? »Ach, wissen Sie, der ist immer so streng mit mir«, erzählt eine Patientin. »Der schaut immer sofort auf meine Schuhe und wettert darüber. Deshalb habe ich mir angewöhnt, ein zweites Paar Schuhe mitzunehmen, wenn ich einen Termin bei ihm habe. Vor der Praxis ziehe ich dann schnell die von ihm propagierten Gesundheitsschuhe an.« Als ich diesen Arzt anrufe, weil mir sein engagiertes Verhalten natürlich gefällt, erweist er sich als völlig frustrierter Zeitgenosse. »Den Menschen ist sowieso nicht zu helfen. Ich habe es satt, immer wieder an ihre Verantwortung zu appellieren«, meint er. Ein Viertel seiner Patienten, so schätzt er, habe diverse Fußprobleme, aber seine Appelle kämen nicht an: »Die Leute sind doch viel zu bequem, die lassen sich von mir was erzählen und tun hinterher doch nichts für ihre Gesundheit.«

Ich habe aber auch mit einer Hausärztin geredet, die ihren Patienten sehr genau auf die Füße schaut und gute Erfolge mit der Vermittlung verschiedener Therapien hat. »Ich habe immer wieder festgestellt, daß viele Rückenprobleme, Kopfschmerzen oder auch dieses zunehmende Müdigkeitssyndrom häufig mit schwachen Füßen zusammenhängen. Wenn ich Patienten untersuche, lasse ich sie immer auch Schuhe und Strümpfe ausziehen und schaue mir den Zustand der Füße und ihren *Tonus* (Spannkraft, Anm. d. Verf.) an.« Diese Ärztin überweist ihre Patienten nicht unbedingt an eine orthopädische Kollegin, sondern oft gezielt an eine Krankengymnastin oder Feldenkrais-Pädagogin, die ebenfalls engagierte Fürsprecher der Füße sind. »Bei denen gibt es kein sich Hinlegen und ›Nun machen Sie mal was für mich‹. Die bringen den Leuten gezielte Übungen für ihr spezielles Fußproblem bei.«

Viele Menschen überlegen sich sicher auch, ob sie sich mit ihren Fußproblemen nicht direkt in der Sprechstunde einer orthopädischen Klinik anmelden sollten. »Es ist in unserem Gesundheitssystem nicht vorgesehen, daß Patienten direkt in eine Klinik gehen«, macht Dr. Jobst-Henner Kühne von der Orthopädischen Klinik Großhadern in München deutlich. »Zu uns kommen in der Regel keine Menschen, die etwa leichtere Probleme mit eingewachsenen Nägeln, Spreiz- oder Senkfüßen haben, sondern gezielt solche, die von einem Facharzt an uns überwiesen werden. Da geht es dann häufig um eine Operation des *Hallux valgus*, des Ballens oder der Hammerzehen.«

Der Vorstellung, daß es einen Spezialisten nur für die Füße geben könnte, steht er skeptisch gegenüber. »Natürlich kennen sich alle Ärzte einer orthopädischen Klinik mit Fußerkrankungen aus. *Den* einen Fachmann aber finden Sie dort nicht unbedingt«, meint er und das habe gute Gründe. »Wir sind ja als Orthopäden schon spezialisierte Ärzte, haben unsere klar abgegrenzte Fachrichtung. Darüber hinaus eine Superspezialisierung anzustreben, halten wir nicht für sehr sinnvoll. Wir kennen

Podiatristen   einen solchen Trend aus den USA, da kümmern sich sogenannte *Podiatristen* um die Füße, operieren sogar, ohne allerdings eine medizinische Ausbildung in unserem Sinne zu
haben. Da scheint es uns doch wichtiger, den ganzen Menschen
anzuschauen, bei entsprechenden Problemen den gesamten Be-
wegungsapparat zu überprüfen.« Also achte man in seinem
Fachbereich nicht isoliert auf die Füße, sondern wende eine
ebenso große Aufmerksamkeit für die Nachbargelenke, die
Knie und Hüftgelenke, auf. Schließlich wirke sich ja eines auf
das andere aus. »Davon abgesehen hat natürlich auch in einer
Klinik so mancher Kollege seine Lieblingsgebiete«, ergänzt
Dr. Kühne. »Deshalb haben wir auch einige spezielle Sprech-
stunden geschaffen, zum Beispiel eine für Schulterprobleme,
eine Knie-Sprechstunde und auch eine für die Füße.« Eine Ein-
richtung, die es seiner Erfahrung nach in vielen Städten gibt.

Fuß-Sprechstunde   Es hat für Sie also keinen Sinn, sich einfach in der Fuß-Sprechstunde einer orthopädischen Klinik anzumelden. Ihre Ansprech-
partner sind Ihre Hausärztin oder ein orthopädischer Facharzt,
die Sie gegebenenfalls sicher auf eine solche spezielle Sprechstunde aufmerksam machen. Wenn Sie wegen einer vorgesehe-
nen Operation unsicher sind, die ein Orthopäde vielleicht am-
bulant vornehmen möchte, sollten Sie sich die Zeit für eine
zweite Beratung in einer Klinik nehmen. Vor allem, wenn nicht
klar ist, welche Art der Operation etwa beim *Hallux valgus* für
Sie die richtige ist (siehe Seite 34f.). Auf diesem Gebiet haben
die Klinikärzte meist die größere Erfahrung.

Erfahrungen eines Chiropraktikers

»Fußprobleme wirken sich auf die Haltung aus«

Den ganzen Menschen anschauen, um Fehlhaltungen der Füße festzustellen oder zu korrigieren, das ist auch der Arbeitsansatz von Eginhard Oertel, Heil- und Chiropraktiker in Bad Kreuznach. »Zu mir kommen viele Menschen mit Fehlstellungen in ihrer Statik. Ich gehe prinzipiell den ganzen Körper durch, kontrolliere genau den Verlauf der Muskulatur, die Sehnen, den Muskelansatz und Ursprung. Da gibt es oft aufgrund einer Haltungsschwäche oder eines Unfalls einen Fehlzug durch Sehnenverschiebungen, Entzündungen und Verhärtungen in bestimmten Bereichen. Das führt wiederum häufig zu Fehlstellungen des Beckens oder der Füße. Ebenso wirken sich Fußprobleme, wie etwa eine Abflachung der Gewölbe, auf die ganze Haltung aus. Die Federung läßt nach, der Gang verändert sich, belastet die Bandscheiben und die Haltung der Wirbelsäule.«

Füße – ein Teil des Ganzen

Oft kommen Menschen zu ihm, die über Probleme im Brust- oder Halswirbelbereich oder in den Schultern klagen, tatsächlich aber Störungen im Bereich des Beckens, der Knie und der Füße haben. Das habe aber nur selten mit einem Beinlängenunterschied zu tun, wie die Orthopäden häufig meinten, sondern in acht von zehn Fällen handele es sich seiner Erfahrung nach um einen Beckenschiefstand. Dies zu korrigieren, sieht er als wesentliche Aufgabe, um dadurch die Abnutzungserscheinungen an den Knien und Füßen aufzuhalten. Oertel arbeitet dazu mit der sogenannten *Chiromas-Methode*, um den ganzen Menschen vom Fuß bis zum Scheitel wieder in einen harmonischen Zustand zu bringen. Dazu gehören verschiedene manuelle Techniken wie *Osteopathie* und *Chiropraktik*, um Muskeln und Sehnen wieder an ihren richtigen Platz zu setzen, ebenso wie diverse Massagetechniken, um Bänder und Sehnen so zu lockern und zu entspannen, damit sie nicht wieder in eine Fehlposition zurückgleiten.

Harmonie vom Scheitel bis zur Sohle

Insgesamt räumt er der Bewegung und Dehnung von Muskeln und Gelenken eine große Bedeutung ein. Der Grund dafür ist, die Ablagerung von Stoffwechselschlacken zu verhindern beziehungsweise eine bessere Zirkulation im Körper anzuregen, um diese Ablagerungen über den Kreislauf wieder auszuscheiden. Dies gilt seiner Meinung nach für das gesamte Skelett, aber auch in besonderem Maße für die Füße, deren kompliziertes Knochen- und Muskelsystem häufig nicht ausreichend aktiviert werde. »Das ist wie bei einer Autotür, die Sie längere Zeit nicht öffnen. Mit der Zeit geht sie immer schwerer auf und verrottet an ihren Scharnieren.«

Fachgeschäfte für Orthopädie-Schuhtechnik
»Wir arbeiten am Schuh für die Füße«

»Orthopädie-Fachgeschäfte für die Füße? Kenn ich nicht! Da gehen doch nur alte Leute hin!« Vorurteile, die immer noch schwer aus der Welt zu räumen sind. Desto mehr Mühe geben sich die entsprechenden Unternehmer, dieses verstaubte Image loszuwerden. So wirken manche dieser Geschäfte heute regelrecht durchgestylt. Man möchte möglichst alle Menschen ansprechen, sich um ihre Füße zu kümmern, nicht nur die, deren massive Fußprobleme den Besuch eines Orthopädie-Fachgeschäftes ohnehin zu einer Notwendigkeit machen. Da suggerieren Namen wie »Gesundheitshaus« oder »Fuß-Fit-Forum« eher »Fitneß« als »Fußkrank«, laden harmonisch gestaltete Erlebnisinseln (!) zur Information über Schuhe und Einlagen ein. Im Hintergrund ertönt Musik und das Licht ist auf die hübscheren der ausgestellten Gesundheitsschuhe gerichtet.

Das Angebot ist in den einzelnen Geschäften unterschiedlich. Manche konzentrieren sich ganz auf handgemachte orthopädische Schuhe, Einlagen und jede Menge Hilfsmittel für bedürftige Füße, andere bieten außerdem eine breite Palette von Gesundheitsschuhen an. Wie in reinen Gesundheitsschuhläden auch, sind manche dabei noch ganz auf den Geschmack von Opa und Tante Gertrud eingestellt, während andere sehr viel hübschere Modelle im Programm haben.

So viel Mühe verdient Anerkennung. Vergessen Sie also Ihre Berührungsängste, wenn Sie einen solchen Laden sehen. Wenn Sie nicht gerade den neuen Lehrling erwischen, werden Sie sich wundern, wieviel Kenntnisse die gut ausgebildeten MitarbeiterInnen in solchen Geschäften haben.

Schon das breite Sortiment kleiner Hilfsmittel, die für jedes Wehwehchen am Fuß entwickelt wurden, hat mich sehr erstaunt. Eine telefonische Auskunft von einem der großen Hersteller solcher Laufhilfen hat mir deutlich gemacht, welch ein riesiger Markt hier besteht. Allein von einem ganz bestimmten Modell in der Reihe der verschiedensten »Zehenspreizer« verkauft dieses Unternehmen jährlich in Deutschland mehr als 100 000, im Ausland 400 000 Stück.

500 000 Zehenspreizer

Sie können ja mal einen Eigentest machen – mit den Hühneraugenringen, einer Spreizmanschette oder Druckschutzbandage. Oder hilft Ihnen eher der Zehenspreizer, der Zehenstrecker, die Zehenkappe? Oder gleich die Senkspreizfußstütze, die Noppi-Fit-Sohle oder gar das Kleine Laufwunder? Finden Sie es heraus. Die Preise dieser vielverkauften kleinen Helfer sind jedenfalls nicht allzu hoch, um nicht mal den einen oder anderen Versuch zu wagen.

Von Noppi bis zum kleinen Laufwunder

Was Sie in diesen Läden noch finden: Fußabroller in jeder Größe und Form, um die Füße zu massieren und den Kreislauf anzuregen, Fußbadewannen, die verschiedensten Nagelscheren, Feilen und ausgeklügelte Geräte zur Pediküre. Wie es heißt, werden diese zwar handlichen, aber doch aufwendigen elektrischen Apparate mit Saphirscheibe, Hornhautschleifer und Polierkegel ziemlich häufig von Laien gekauft. Kosten tun sie aber immerhin zwischen 150 und 500 Mark. Das bestätigt einmal mehr, wie viele Leute sich mit Vogelkrallenzehen und anderen Problemen herumschlagen.

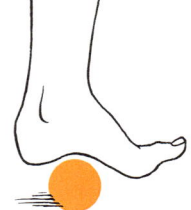

Die Schuhorthopädie-Fachleute in diesen Geschäften übernehmen heute oft die Arbeit der orthopädischen Ärzte, wenn es um die Beurteilung von Fußschäden geht. Teilweise haben sie sich dazu moderne Computer-Meßgeräte zugelegt, mit denen die Druckverteilung der Füße aufgezeichnet wird. Probieren Sie diesen Service ruhig einmal aus. Man steigt dazu mit beiden Füßen in feste »Bandagenschuhe«, die über Elektroden mit einem Bildschirm verbunden sind. Dann bewegt man sich damit einige Schritte vorwärts, wobei sich der unterschiedliche Druck beim Stehen und Gehen in verschiedenen Farben auf dem Sichtgerät abzeichnet. Auf diese Weise läßt sich genau messen, wie weit ein Fuß sich gesenkt hat oder andere Probleme vorliegen.

Fußabdruck nach alter Sitte

Nicht alle Fachleute sind bisher von der neuen Technik überzeugt, weil ihnen die Auflösung des Bildes noch nicht feinkörnig genug ist. Sie fertigen nach alter Sitte weiterhin einwandfreie Fußabdrücke mit einer Blaupause an. Dabei wird der Fuß auf einen speziellen Karton gestellt, sein Umriß mit dem Bleistift skizziert und die Druckverteilung über eine Art Stempelkissen auf der Unterlage dokumentiert.

Danach wird mit einer Modelliermasse ein plastischer Sohlenabdruck hergestellt. Dazu tritt man entweder in eine weiche Ton- oder Plastilinmasse oder auch in einen verformbaren Schaumstoff. Daraus wird ein Gipsmodell gegossen, nach welchem die Einlagen oder individuell angepaßte Schuhe gefertigt werden.

In schwierigeren Fällen wird zusätzlich ein Gipsabdruck des ganzen Fußes hergestellt.

Der Chef in diesen Fachgeschäften (95 Prozent sind heute noch männlich – die Frauen rücken aber beharrlich nach) trägt in den meisten Fällen den Titel eines Orthopädie-Schuhmacher-

Alte Handwerkskunst

Meisters (in Zukunft soll es »Orthopädie-Schuhtechniker« heißen). Hinter diesem Meistertitel verbirgt sich eine umfassende Ausbildung nach dem Motto ihres Handwerks »Wir arbeiten am Schuh für die Füße«. Nach Lehre und Gesellenzeit haben diese Leute noch einmal rund 1500 Stunden oder fast ein Jahr in ihre weitere Ausbildung gesteckt. Dazu gehören eine Menge Theorieunterricht, Vorträge von Ärzten und Handwerkern, Fachleuten aus der Industrie, der Schuhhersteller und natürlich praktische Übungen in der Versorgung der verschiedensten Fußprobleme. Die Ausbildung beinhaltet sogar auch eine Einführung in die Fußreflexzonentherapie und ein Praktikum in medizinischer Fußpflege.

Peter Neubauer, selbst Meister mit langjähriger Erfahrung und einem eigenen Fachbetrieb in München, weist auf diesen hohen Ausbildungsstandard hin. Demgegenüber würden Allgemeinärzte und Orthopäden ja nur den geringsten Teil ihrer Ausbildung den Füßen widmen, davon ist er überzeugt.

»Der handgefertigte orthopädische Schuh ist unsere Königsdisziplin«, bemerkt Neubauer dazu stolz und erzählt, daß Deutschland mit weitem Abstand führend auf diesem Gebiet sei. Der Grund dafür ist eher makaber: Nach dem Ersten Weltkrieg wurde beschlossen, allen Kriegsversehrten orthopädisches Schuhwerk aus dem Versicherungssystem zu zahlen, der Zweite Weltkrieg sorgte dafür, daß sich dies zu einem regen Geschäft entwickelte. Auch heute noch hat Neubauer Kunden, die ein Fußleiden aus dem Krieg zurückbehalten haben und seit 50 Jahren ihre ganz persönlichen Leisten in seinem Geschäft besitzen. Diese Aufträge gehen naturgemäß zurück. Aber solche Schuhe werden ja auch für kleinwüchsige Menschen angefertigt, bei Fußanomalien, amputierten Zehen oder nach schweren Unfällen. Auch Zuckerkranke, deren Füße besonders beachtet werden müssen, zählen immer öfter zu seinen Kunden (Durchblutungsstörungen bei Diabetes wirken sich besonders auf die Füße aus. Es kann dort zu völliger Gefühllosigkeit kommen, so daß unbemerkte Verletzungen oder Geschwüre zur Zerstörung von Gewebe und sogar der Knochen führen können. Deshalb sind präzise angepaßte Schuhe als *Prophylaxe* sehr wichtig).

Auch schwere Formen von Knick-Senk-Fuß oder schmerzhafte Arthrosen können mit speziell angefertigten Schuhen gelindert werden. Zu Peter Neubauer kommen aber auch zunehmend Leute, die genug Geld haben, sich ihre eigenen orthopädischen Maßschuhe anfertigen zu lassen. Das sind Geschäftsleute, SportlerInnen oder SchauspielerInnen, die sich erst gar nicht in die überfüllte Sprechstunde der Orthopäden setzen. Sie zahlen ihre Einlagen selbst und so manche eben auch ihre individuell gefertigten Schuhe.

Die Königsdisziplin – »der Maßschuh«

Vorsicht bei Diabetes

Wenn Sie also ein paar Tausender übrig haben, selten passende Schuhe finden oder zwei ungleich lange Füße haben, könnten Sie sich eine derartige Maßarbeit ja einmal selbst zu Weihnachten schenken. Es muß traumhaft sein, eine solche zweite Haut zu besitzen. Das Leder, die Farbe und die Form der Schuhe können Sie ja selbst bestimmen.

Ein eigenes Bett für die Füße

Von den Kassen werden solche Schuhe natürlich nur bei erheblichen Fußproblemen bezahlt. Sehr viel eher ist es möglich, ein Rezept für eine eigens angefertigte *Fußbettung* in Konfektionsschuhen zu bekommen. »Das ist unser zweites Standbein«, erklärt Peter Neubauer und zeigt mir einige Schuhe mit dieser »orthopädischen Schuhzurichtung«, wie es offiziell heißt. Statt einer losen Einlage wird in Ihre Schuhe eine exakt Ihren Fuß stützende Bettung eingebaut. Dies ist eine gleichermaßen funktionelle wie elegante Lösung.

Je nach Fußproblem werden auch sogenannte Rollen zur Entlastung der Zehen oder Ballen befestigt, Schuhsohlen verbreitert oder versteift, Absätze erhöht, abgeschrägt oder versetzt. Die Orthopädie-Schuhmacher-Meister besitzen jedenfalls ein beachtliches Arsenal von Korrekturelementen mit so schönen Namen wie Magenpelotte, Gewölbekeil oder Zehengreifwülste.

Magenpelotte und Gewölbekeil

Dieser Aufwand lohnt sich allerdings nur bei qualitativ guten Schuhen, in denen genügend Platz ist und die ein paar Jahre halten. Wenn Sie diese Handarbeit selbst bezahlen wollen, müssen Sie dafür etwa 200 Mark hinlegen.

Bei den meisten Rezepten, die über den Tisch der Schuhorthopäden gehen, handelt es sich um Verordnungen für Einlagen. Meine These, daß 80 Prozent aller Einlagen weggeworfen werden, hält Neubauer zwar für übertrieben, weiß aber auch einiges über die Schwachpunkte üblicher Einlagen: »Eigentlich müßte

20 Grundtypen von Einlagen

es zwanzig Grundtypen von Einlagen geben. Es kommt darauf an, welchen Schuh Sie tragen und was Sie machen. Skifahren ist – auf den Fuß bezogen – eine statische Angelegenheit, da braucht man eine andere Einlage als etwa beim dynamischen Joggen. Ebenso brauchen Sie für einen kräftigen Bergschuh

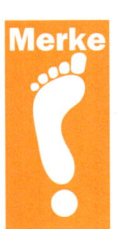

Wer gern genau wissen möchte, bei welcher Diagnose die Kosten für orthopädische Schuhzurichtungen oder sogar orthopädische Maßschuhe von den Krankenkassen übernommen werden, kann ein ausführliches »Hilfsmittelverzeichnis Produktgruppe 31 Schuhe« über die

Bundesanzeiger Verlagsgesellschaft
Postfach 100534
50445 Köln

gegen eine Gebühr beziehen.

eine andere Einlage als für einen flachen Schuh im Büro. Da wir Ihre Schuhe und Gewohnheiten nicht kennen und auch nur ein Rezept haben, fertigen wir natürlich eine Durchschnittseinlage an.« So bestätigt sich auch meine Erfahrung, daß Einlagen gerade für Frauen im allgemeinen zu schmal hergestellt werden, damit sie in möglichst viele Konfektionsschuhe passen. Wer es sich also leisten kann, schleppe alle seine Schuhe zu einem solchen Fachmann und lasse für alle extra Einlagen anfertigen (siehe auch Kapitel »Einlagen«).

Da es sich bei meinem Gesprächspartner um einen Orthopädie-Schuhmacher-Meister handelt, dem man anmerkt, daß er auch nach 30 Jahren seinen Job noch richtig liebt, holt er noch eine ganze Reihe Tips aus seinem reichhaltigen Erfahrungsschatz heraus:

Mit Absatzerhöhungen bei unterschiedlichen Beinlängen bzw. Beckenschiefstand hat er überwiegend gute Erfahrungen gemacht. Allerdings gleicht er in der Regel nicht die ganze Differenz aus, sondern bleibt etwa einen Zentimeter darunter. Gleichzeitig fragt er immer nach, ob die Ursache der Längendifferenz gefunden wurde. Von weichen Keilen, die lose in die Schuhe gelegt werden, hält er gar nichts. »Das Material wird je nach Schwere des Menschen meist völlig zusammengedrückt.« Einlagen sollte man gar nicht den ganzen Tag tragen, aber mehr als die Hälfte der Zeit. Wichtig sei, die Füße zwischen-

Tips vom Meister

durch mit ein bißchen Gymnastik aus ihrer Passivität zu holen. Viel hält der Meister auch von den neu entwickelten Einlagen einiger Schuhhersteller, die durch unterschiedliche Wölbungen die Fußreflexzonen stimulieren. »Aber bitte nur eine halbe Stunde am Tag tragen, sonst ist der Reizeffekt weg.« Wenn man im übrigen die meiste Zeit gesunde und vernünftige Schuhe trage, könne man ohne weiteres hin und wieder elegante Schuhe tragen. Das könne ein normaler Fuß verkraften. Schwierig seien auf jeden Fall Schuhe mit hohen Absätzen. »Ein Pumps muß zwangsläufig zu klein sein, weil der Fuß sonst herausrut-

Auf ewig einen Job   schen würde. So aber werden im Pumps immer die Zehen seit-lich gequetscht und vorn gestaucht. Wer aber denkt mit 18 Jah-ren schon an die Folgeschäden?« Und grinsend fügt Neubauer hinzu: »Diese Sorglosigkeit sichert uns auf ewig den Job.«

Die Fußpflegerin
»Fußsohlen wie Mondlandschaften«

Die gepflegte 40jährige hat nichts dagegen, daß ich dabei zu-schaue, wie ihre »armen Füße« wieder in einen anständigen Zustand gebracht werden. Sie ist eine der treuesten Kundinnen der medizinischen Fußpflegerin Christa Stranak, die seit mehr als zwanzig Jahren im Geschäft ist. Als Frau X zum ersten Mal zu ihr kam, konnte sie vor lauter Verlegenheit kaum sprechen. »Ich hab mich so geniert mit meinen Füßen«, erzählt sie, »am liebsten hätte ich sie Tag und Nacht versteckt.« Ihre Fußge-wölbe sind stark gesenkt, daraus haben sich Hammerzehen ent-wickelt, Hühneraugen und starke Schwielen. Nachdem sie sich einmal überwunden hatte, ihre ungeliebten und, wie sie meinte, schrecklich häßlichen Füße jemandem anzuvertrauen, pilgerte sie im ersten Jahr alle zwei Wochen zur Fußpflege, danach jeden Monat einmal, »um das gute Ergebnis zu halten«. Zehn Jahre macht sie das jetzt schon und fühlt sich nach jeder Behandlung immer wieder wie neugeboren.
Zehn Jahre, überlege ich mir mit Blick auf die Gebührentafel

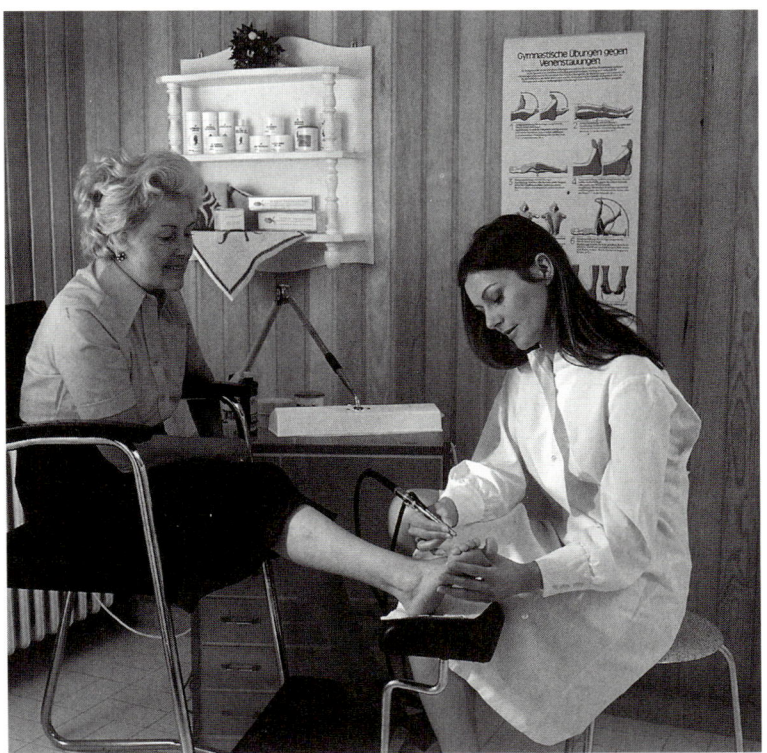

an der Wand. Vierzig Mark pro Behandlung, macht mehr als 5000 Mark. Doch zu den Kosten später.

Der Behandlungsraum der Fußpflegerin hat so einige Gemeinsamkeiten mit einer Zahnarztpraxis, der verstellbare Stuhl, die helle Lampe mit eingebauter Lupe und vor allem das umfängliche Werkzeug. Christa Stranak arbeitet mit einem sehr professionellen Arbeitsgerät, das mit Druckluft und Wasservernebelung eine besonders schonende Behandlung ermöglicht. Dazu gehört ein ganzes Arsenal verschiedener Aufsätze, Schleifsteine, Saphirscheibe, Saphirkonus und Fräser. Immer wieder tauscht die Fußpflegerin einen Aufsatz gegen den anderen aus, kürzt und formt zunächst die Nägel, schleift dicke, verholzte Stellen von oben her mit einem Diamantschleifer ab und achtet vor allem darauf, daß der Nagel seitlich nicht einwachsen kann.

Diamantschleifer als Werkzeug

Dann entfernt sie die Hornhaut unter den Füßen, die vor allem auf den Belastpunkten Groß- und Kleinzehenballen und Ferse auftritt. Dazu benutzt sie, erschrecken Sie nicht, verschiedene Skalpelle mit unterschiedlich großen Klingen. »Manche Fußsohlen sehen aus wie Mondlandschaften, haben ganz unterschiedliche Ebenen und müssen entsprechend vorsichtig behandelt werden«, erklärt Christa Stranak. Deshalb warnt sie auch vor einfachen Hornhauthobeln, mit denen Laien allzu schnell allzu viel Hornhaut entfernen.

Keine Selbstbehandlung von Hühneraugen

Fußproblem Nummer 1 sind ihrer Erfahrung nach die Hühneraugen. Fast alle ihre Patienten haben damit Probleme. Es gibt Hühneraugen, die aus einer äußerlich verhornten Schwiele und einem weichen Inneren bestehen. Andere sitzen besonders tief und sind mit feinen Blutgefäßen und Nerven durchzogen, so daß sie nicht einfach herausgeschält werden können, sondern eine längere medikamentöse Behandlung notwendig machen. Die Fußpflegerin warnt in diesem Zusammenhang auch vor der Selbstbehandlung mit Hühneraugenpflaster. »Meistens verrutschen diese Pflaster, weichen den Fuß oder die Zehen an der falschen Stelle auf und sorgen dort für eine neue Gefahrenquelle.«

Zehennägel sind keine Fingernägel

Beinahe ebenso häufig ist ein anderes »handgemachtes« Fußproblem. »Immer noch und immer wieder gibt es Menschen, die ihre Zehennägel wie Fingernägel behandeln. Statt sie in einer geraden Linie abzuschneiden, schnippeln sie rechts und links herum, geben ihnen eine bogige Form und wundern sich, wenn dann die Nägel einwachsen. Man sollte unbedingt die natürliche Form und Größe der Fußnägel beachten und bewahren. Es passiert nämlich häufiger, daß sich ein Nagel teilweise vom Nagelbett löst. Es ist ganz falsch und hat fatale Folgen, diesen freien Nagelrand einfach abzuschneiden.« Er muß unbedingt auf gleicher Höhe wie die anderen Nägel abgeschnitten werden.

Christa Stranak hat es aber auch noch mit einem weiteren Nagelproblem zu tun. Durch das Tragen enger Schuhe geraten neben den Zehen auch die Nägel unter starken Druck, reiben im Nagelbett und rollen sich auf Dauer regelrecht ein. Dadurch bilden sich nicht nur sehr unansehnliche Vogelkrallenzehen

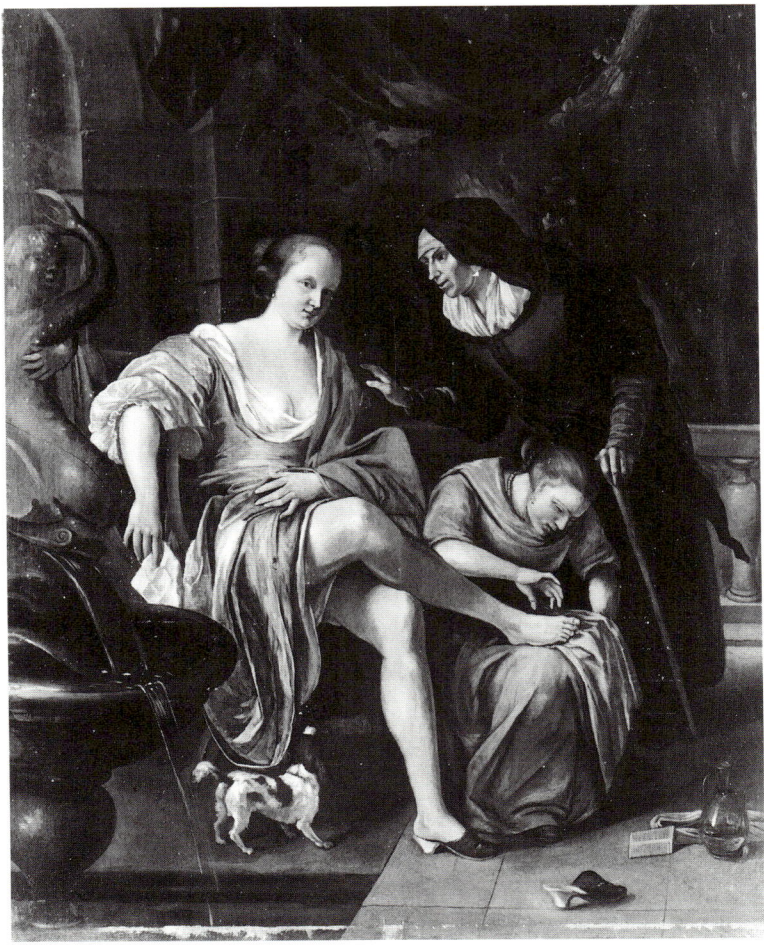

Jan Steen, Bathseba nach dem Bade

heraus, die Wiedergutmachung dieser Quälerei ist auch eine höchst aufwendige Prozedur. Sie müssen einen Silikonabdruck vom Nagel machen, ein Positivmodell herstellen und eine entsprechend passende Korrekturspange anfertigen. Die sieht nicht nur wie die Miniausgabe einer Kinderzahnspange aus, sie funktioniert auch ähnlich. Durch das monatliche Nachstellen der Spange bekommt der Nagel seine ursprüngliche Form wieder zurück. Ein Jahr lang kann sich eine solche Behandlung hinziehen.

Korrekturspange für Vogelkralle

Peinliche Sauberkeit

Fußpilz ist ein weiteres Leiden und ein besonders unangenehmes dazu, mit dem die FußpflegerInnen häufig zu tun haben. Im Gegensatz zur Volksmeinung ist Christa Stranak der Ansicht, daß man vor dieser Fußerkrankung nicht resignieren muß. »Ich behandle Fußpilz nur in Zusammenarbeit mit einer Ärztin oder einem Arzt. Dazu gehören Medikamente, Salben und eine monatelange Behandlung. Die befallenen Nagelteile müssen immer wieder mit einem Turbinenfräser abgetragen werden. Dazu gehört peinlichste Sauberkeit und Hygiene auf Seiten der Patienten.« Bei konsequenter Behandlung, so zeigt ihre langjährige Erfahrung, haben Fußpilz-Leidende gute Aussichten auf dauerhafte Befreiung von diesem Quälgeist.

Weniger überzeugt ist Christa Stranak von so manchen Ballen- oder Hammerzehen-Operationen. Kosmetische Gründe für einen solchen Schritt erkennt sie nicht an, erst ständige Schmerzen machen ihrer Meinung nach eine Operation unumgänglich. Im übrigen aber achtet sie sehr auf die Grenzen ihres Berufes und schickt z.B. Patienten mit einer eitrigen Nagelbettentzündung zu einem Arzt. Sie hat auch schon öfter ein *Melanom* (bösartige Hautveränderung) an Füßen entdeckt und den Patienten zu einer rechtzeitigen hautärztlichen Behandlung verholfen.

Ihr Blick in die Zukunft ist optimistisch. »Nachdem ich jetzt zwanzig Jahre am gleichen Platz arbeite, kommen inzwischen schon viele Töchter und Söhne meiner früheren Patienten zu mir. Sie haben als kleine Kinder ihre Eltern zu mir begleitet, sie kennen meine Arbeit und kommen jetzt frühzeitig zu mir mit dem Satz: »Ich möchte nicht solche Füße wie meine Eltern bekommen.«

Gute Ausbildung ist wichtig

Christa Stranak legt Wert auf die Seriosität in ihrem Beruf und engagiert sich deshalb im »Zentralverband der medizinischen Fußpfleger Deutschlands (ZFD)«. Mitglieder dieses Berufsverbandes haben in der Regel eine zwei- bis dreijährige Ausbildung absolviert und die ZFD-Prüfung abgelegt. In Bayern und Niedersachsen besteht zudem die Möglichkeit, eine zweijährige Fachschule abzuschließen. Die AbsolventInnen dürfen den Zusatz »Staatlich geprüft« bzw. »Staatlich anerkannt« führen.

Davon abgesehen aber ist der Begriff »medizinische Fußpflege« nicht geschützt. Jeder Mensch, der auch nur einen achtwöchigen Abendkurs in dieser Disziplin besucht hat, kann diesen Titel für sich beanspruchen. Nicht mehr lange, hoffen die Mitglieder des ZFD. Die Verhandlungen laufen, um die Ausbildung zum/zur medizinischen Fußpfleger/in gesetzlich festzulegen.

Von den verschiedenen Ausbildungen abgesehen, können die FußpflegerInnen auf eine lange und traditionelle Geschichte zurückblicken. Viele von ihnen zogen in früheren Jahrhunderten über die Jahrmärkte und priesen ihre Dienste an. Wen da die Füße so richtig peinigten, der zierte sich nicht lange. Der zog vor aller Welt die Holzschuhe aus und ließ sich mit furchterregenden Instrumenten behandeln. Viele Maler haben dieses Schauspiel mit gaffenden Kindern, Marktleuten und einem vielbeschäftigten Bader (wie man sie früher nannte) auf ihren Gemälden festgehalten. Doch auch die Leute, die es sich leisten konnten, sich einen Fußpfleger ins Haus zu holen, hatten anscheinend nichts zu lachen. Ob in der Öffentlichkeit, der Dorfbaderstube oder in den Gemächern der feinen Leute, auf allen alten Bildern und Stichen machen die, die behandelt werden, ein gequältes Gesicht. Auf einer Karikatur aus dem 18. Jahrhundert schreit die Dame des Hauses den anscheinend unfähigen »Hühneraugen-Doktor« an: »Wenn Sie nicht sofort aufhören, reiße ich ihnen alle Haare aus Ihrer seichten Birne.« Ganz schön rüder Umgangston, damals.

Die Fußprobleme, mit denen die FußpflegerInnen heute am meisten zu tun haben, haben sich übrigens im Laufe der Jahrhunderte kaum geändert. In alten Aufzeichnungen über die Geschichte der Fußpflege heißt es: »Hühneraugen, Warzen und eingewachsene Fußnägel quälen die Menschen am meisten.«

Der Hühneraugen-Doktor

Sehr unterschiedlich aber waren schon immer die Berufsbezeichnungen im Bereich der Fußpflege in den einzelnen Ländern. In England müssen Sie nach den *Chiropodisten* Ausschau halten, in den USA dagegen nach den *Podiatristen*, in Italien heißt es *Podologia*, in Frankreich *Pédicure*.

Übernahme der Kosten Am Schluß noch ein paar Anmerkungen zu den Kosten der Fußpflege.

Wenn früher jemand massive Fußprobleme hatte, bekam dieser problemlos eine ärztliche Überweisung zur Fußpflegerin. Das alles ist im Zug der Kostendämpfungsaktionen im Gesundheitswesen gestrichen bzw. geändert worden. Aus einem versorgungsfähigen Heilmittel ist somit eine selbst zu zahlende »Körperpflege-Maßnahme« oder aber eine ärztliche Leistung geworden. Wo aber gibt es einen Arzt, der genug Ahnung von den Füßen hat, um wirklich wirksam zu helfen, und noch mehr gilt die Frage, welcher Arzt hat überhaupt Lust, diesen Job zu übernehmen?

Daß nun nicht mehr jede Fußpflege bei ihr von den Kassen übernommen wird, findet ein Profi wie Christa Stranak auch gar nicht so schlimm. Warum sollen Menschen, die ihre Füße jahrelang vernachlässigt haben, nicht ein bißchen dafür bezahlen? Allerdings dürfe man bei der Kostenfrage nicht die vielen sozial schwachen Menschen vergessen. Gerade für die älteren unter ihnen sei regelmäßige Fußpflege häufig notwendig, aber jetzt unbezahlbar geworden. Vollkommen falsch findet Frau Stranak auch, daß die Behandlung bei Diabetikern nicht mehr

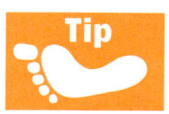

Wenn es Ihnen schwerfällt, die Kosten der Fußpflege selbst zu übernehmen und Sie gleichzeitig mit schwierigen Fuß-Problemen zu kämpfen haben, lassen Sie sich von Ihrer Krankenkasse beraten (und nicht gleich abwimmeln!). Einige sind dazu übergegangen, im Einzelfall die Bezahlung zu übernehmen, wenn dadurch spätere Gehprobleme oder andere Spätfolgen vermieden werden können.

übernommen wird, obwohl die Fußpflege bei ihnen eine wesentliche gesundheitliche Vorsorge darstellt.

Gut wäre es, wenn Ihr Arzt ein entsprechendes Schreiben mit der Begründung zur Kostenübernahme durch die Krankenkasse vorbereitet. Besprechen Sie das mit Ihrem Arzt!

Fußreflexzonenmassage
»Durch die Füße heilen«

Wie lang und leicht sich meine Beine anfühlen, wenn ich so daliege und jemand meine Füße in die Hand nimmt. Die Therapeutin hält beide Fersen locker in den Händen, zieht sie sanft zu sich hin und dehnt die Achillessehne. Sie schüttelt das Fußgelenk, reibt den Fußrücken und umkreist meine Knöchel. Dann nimmt sie nacheinander jede einzelne Zehe in die Hand, befühlt und bewegt sie ein wenig in ihrem Gelenk und streicht mit ihren Fingern darüber hinweg. Beeren nennen die Fachleute die Kuppen der Zehen, und daran erinnert mich auch die Bewegung. Als würde jemand Beeren vom Strauch streifen. Dann widmet sie sich der Haut zwischen den einzelnen Zehen, zieht und streicht sie lang, als hätte ich die Schwimmhäute eines Frosches. Ah, die Fußsohle ist dran. Erst wandern die Hände mit sanftem Druck die innere Seite, die der Wirbelsäule entspricht, hoch, erinnern mich daran, wie ich heute morgen beim Aufstehen meine Lendenwirbel gespürt habe, jetzt ist sie oben bei der großen Zehe im Schulter-Nacken-Bereich angekommen, bewegt ihren Daumen langsam, aber kräftig millimeterweise voran. Angenehm ist es, wenn sie mit all ihren Handknöcheln die Fußsohle entlangreibt, fast entlangrobbt. Am meisten aber mag ich, wenn sie meinen Mittelfuß locker durchbewegt, wenn das ganze Knochengebilde wie ein Trapez rauf und runterschwingt. Diese Bewegung setzt sich richtig fort, ich spüre sie im Bauch, im Brustraum. Am Ende fühle ich mich wohlig schläfrig. Leider ist es gerade erst zehn Uhr morgens. Den nächsten Termin lege ich auf den Abend ...

Wohltuende Gefühle

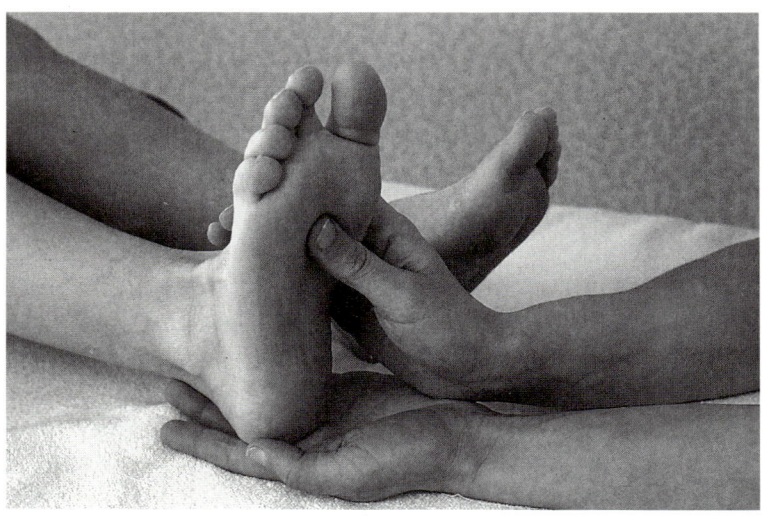

Prinzip der Massage

Bei der Fußreflexzonenmassage geht es nicht um eine Behandlung der Füße. Es ist eine Massagetechnik an den Füßen, die sich auf die verschiedenen Körperorgane auswirkt. Dabei entspricht jeder Bereich am Fuß einem dazugehörigen Organ. Durch die Stimulierung bestimmter Punkte werden die Selbstheilungskräfte des Körpers angeregt. Und natürlich profitieren auch die Füße selbst von dieser Therapie.

Eine alte Tradition

Erfunden wurde die Fußreflexzonenmassage nicht am Tag X und auch nicht von einem einzelnen Menschen. Denn wohl in jedem Volk hat es schon in früheren Zeiten Erfahrungen und Aufzeichnungen über ähnliche Heilmethoden gegeben. In den verschiedensten Kulturen, bei den Inkas, den Indianern und vor allem den Chinesen kannte man die Druckpunktmassage am Fuß zur Schmerzbekämpfung und Entspannung. Um die Jahrhundertwende war es dann der amerikanische Arzt Dr. William Fitzgerald, der ein Buch über seine Erfahrungen mit der »Zonentherapie« schrieb. Er teilte in seinen Zeichnungen zum ersten Mal den Körper in zehn Längszonen und entwickelte dazu eine Art Spiegelbild an den Füßen. So stand der jeweilige Fußbereich in Verbindung mit den Organen der einzelnen Körperzonen. Später kamen weitere Pioniere dazu, das Ehepaar Riley,

Eunice Ingham, die mehrere Bestseller zu diesem Thema schrieb (siehe Anhang) und in Deutschland Hanne Marquardt, deren Lehrstätte im Schwarzwald ein Synonym für Qualitätsausbildung auf diesem Gebiet geworden ist.

Wie nun die Fußreflexzonenmassage eigentlich genau funktioniert, wird von den einzelnen Fachleuten immer wieder ein wenig anders erklärt. Eunice Ingham stellt mit großem Enthusiasmus fest, daß wirklich in allen Füßen ein Reflexgebiet für alle Organe und Teile des Körpers besteht. Auch sie teilt den Körper in zehn Längengradzonen ein, fünf auf jeder Seite der Mittellinie des Körpers. Diese Zonen haben ihren Ursprung in Daumen und Fingern, laufen über die Arme, den Kopf und das Gesicht an der Vorder- und Rückseite des Körpers hinunter und enden in dem Fuß und in den Zehen, die den Händen und Fingern entsprechen. Ingham betont: »Wenn durch falsche Lebensweise irgendeine Drüse träge geworden ist, dann läßt die normale Spannung und Entspannung nach. Das Nervreflexgebiet im Fuß, das sich auf das gerade betroffene Organ bezieht, ist dann empfindlich und läßt uns ohne Zweifel wissen, daß wir hier Beschwerden haben«. Dazu berichtet sie ausführlich, was ihr die Füße der verschiedensten Menschen im Laufe ihrer langjährigen Arbeit schon alles »erzählt« haben.

Wie funktioniert denn das?

Viele Menschen, die sich beruflich mit Füßen beschäftigen, behaupten übereinstimmend, daß sie den Charakter des Menschen widerspiegeln. Danach gibt vor allem der Fußtonus (die ›Spannkraft‹) Aufschluß über die Vitalität des einzelnen. Man erkennt dies, wenn man den Fuß in die Hand nimmt und an der Ferse einige Male hin und herbewegt.

Geht dies sehr locker, fehlt es dem Menschen an Energie, wirkt die Bewegung sehr eckig, braucht derMensch einen fest abgesteckten Lebensrahmen.

Starrheit des Fußes kann psychische Starrheit widerspiegeln und sich auch in einem dröhnenden Schritt ausdrücken.

Depressive Menschen haben oft ein erschlafftes Längsgewölbe und ziehen die Zehen ein.

Die Fußreflexzonentherapeutin Hanne Marquardt meint zu dieser Form der Charakterstudie:
»Füße sind das konzentrierte ›Energie-Foto‹ jeder Person.«

Andere sehen die Fußreflexzonentherapie als Erfahrungsheilkunde, weil niemand wisse, wie die vielfältigen und gut steuerbaren Wirkungen dieser Therapie funktionieren. Sie gehen davon aus, daß die bei der Fußreflexzonenmassage gesetzten Reize nicht primär im stofflichen Körper, sondern im »Energiekörper« des Menschen zum Tragen kommen. Der Therapeut Ferdinand Soder-Feichtenschlager meint: »Fließt die feinstoffliche Energie nicht so, wie sie soll, stimmt die Verteilung nicht, kommt es zu kleinen und großen gesundheitlichen Katastrophen. Die östliche Medizin würde sagen, dieser oder jener Bereich befinde sich im Zustand der Fülle oder der Leere und würde Yin oder Yang-Energie zufügen oder aus dem betroffenen Gebiet ableiten«, so seine Überlegung. Durch die gestörte Energieversorgung gerate der Säure-Basen-Haushalt des Körpers in Unordnung, die Körperflüssigkeiten änderten ihre Ladung und ihre Fließgeschwindigkeit. Dazu fällt ihm auch ein schönes Bild ein. Alles, was auf diese Weise nicht mehr mitgeschleppt werden könne, werde irgendwo deponiert, wie Akten in einer Schublade.

Yin und Yang im Gleichklang

Überschüssige Purine

Dies sind vor allem kristallene Ablagerungen, Cholesterin und Kalk. Solche Ablagerungen entstehen natürlich auch durch falsche und einseitige Ernährung, zuviel Zucker, zuviel Fastfood, zuviel Alkohol. Dadurch bilden sich überschüssige Purinstoffe im Körper, üble Gäste, von deren Gefährlichkeit Sie vielleicht in den letzten Jahren auch schon öfter gehört haben. Diese Purine verwandeln sich in Harnsäurekristalle, die sich überall im Körper bewegen und ausgerechnet in den empfindlichen Gelenken ablagern. Das ist wirklich genauso unangenehm und auf Dauer gefährlich, wie wenn Sie Sand im Getriebe Ihres neuen Wagens hätten. Da ist natürlich der Fuß mit seinem komplizierten Aufbau von 26 Knochen, den Gelenken, Muskeln, Sehnen und Nerven ganz besonders gefährdet.

Vielleicht gibt es irgendwo in Ihrem Körper eine kleine oder größere Schwachstelle und gleichzeitig wird der Energiekreislauf durch Verhärtungen im entsprechenden Reflexgebiet des Fußes gestaut. Wenn nun diese fast immer schmerzhafte Stelle am Fuß durch eine gezielte Druckmassage bearbeitet wird, kann sich diese Blockade nach einigen Behandlungen häufig ganz auflösen. Stellen Sie sich dabei den Kampf gegen die vielen kleinen Ablagerungen so vor: Es ist, als ob man ein Stückchen Zucker oder einen Klumpen Salz mit dem Daumen zerdrückt, zu Pulverform zerreibt und mit entschiedener Geste vom Tisch schiebt. Auf ähnliche Weise werden bei der Fußreflexzonenmassage die Ablagerungen nach und nach in Bewegung gesetzt und über den Blutkreislauf ausgeschieden. Deutliches Ergebnis ist, daß der entsprechende Reflexpunkt am Fuß nicht mehr weh tut und entsprechende körperliche Probleme nachlassen. Der Energiefluß im Körper wurde wiederhergestellt, die körpereigenen Heilkräfte aktiviert, die Schmerzen verschwinden.

Körpereigene Heilkräfte

Soweit ich durch meine persönlichen Gespräche mit verschiedenen TherapeutInnen herausgefunden habe, bewährt sich die Fußreflexzonenmassage besonders bei bestimmten körperlichen Beschwerden. Dazu zählen
– Kopfschmerzen und Migräne,
– Menstruationsbeschwerden,
– Schlaflosigkeit, Unruhe und Streß,
– Verdauungsstörungen,
– Kreislaufprobleme, der immer häufiger auftretende Hörsturz und der Tinnitus, ständige Hörgeräusche im Ohr.

Sehr gut wirkt die Massage auch gegen ein eher kleines, aber lästiges Problem – kalte Füße. Und auch Babys mit ihren wunderbaren kleinen Füßchen wissen die Massage anscheinend zu schätzen. TherapeutInnen haben schon viele Säuglinge mit Dreimonatskoliken nach stundenlangem Weinen zur Ruhe gebracht. In den verschiedenen Büchern zu diesem Thema werden meist mehr als hundert gesundheitliche Störungen genannt, die mit dieser Therapie beseitigt werden können.

Hilft bei Tinnitus und Kopfschmerzen

Aus meiner eigenen Erfahrung möchte ich noch ein paar Punkte ansprechen, die mir aufgefallen sind und wichtig erscheinen:

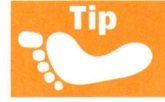

▸ Fragen Sie nach, seit wann ihr/e Therapeut/in mit Fußreflexzonenmassage arbeitet und welche Ausbildung er/sie hat. Für KrankengymnastInnen und MasseurInnen wird die Ausbildung in dieser Disziplin demnächst wahrscheinlich Pflichtfach.

▸ Manche TherapeutInnen arbeiten mit starkem Druck (»Schmerz durch Schmerz«), andere meinen, mit sehr vorsichtigem und sanft einsetzendem Druck mehr bewirken zu können. Schauen Sie, was Ihnen guttut.

▸ Nach einer Behandlung kann es zu körperlichen Reaktionen kommen, die an die Entgiftung beim Fasten erinnern. Vermehrte Schleimbildung, Niesen oder Durchfall sind häufiger. Trinken Sie viel, um den Schlackentransport zu unterstützen.

▸ Erwarten Sie nicht zu viel auf einmal. Je länger Sie sich etwa schon mit Kopfschmerzen herumschlagen, desto länger dauert auch der Prozeß, über die Fußreflexe etwas in Bewegung zu setzen.

▸ Bei schweren körperlichen Krankheiten kann Reflexzonentherapie vielleicht lindern, sicher aber nicht heilen.

▸ Wenn Sie Lust haben, selbst ein wenig über diese Heilmethode zu lernen, machen Sie doch mal einen Kurs mit. Sie werden danach sicher nicht therapeutisch arbeiten können, aber eine ordentliche Fußmassage werden Sie sicher beherrschen. Nehmen Sie deshalb einen Freund oder die Partnerin mit zum Kurs. Es ist nämlich (leider?) effektiver, bei jemand anderem die Massage zu machen als bei sich selbst. Das liegt daran, daß man bei der Selbstbehandlung keine wirklich entspannte Haltung einnehmen kann.

Machen Sie einen Kurs mit

Ich habe selbst auch schon einmal einen Kurs in der Fußreflexzonenmassage mitgemacht, war aber damit nicht besonders zufrieden. Die Gruppe war zu groß und zu unterschiedlich, die

Leiterin besaß ein geringes pädagogisches Talent und war selbst noch unsicher in ihrem Fach. Wenn Sie also Lust hätten, die Fußreflexzonentherapie selbst einmal auszuprobieren, erkundigen Sie sich unbedingt nach der Erfahrung und Qualifikation des Leiters oder der Leiterin. Seminare werden inzwischen ziemlich häufig angeboten, Sie finden entsprechende Anzeigen oft in eher »alternativen« Zeitschriften, zunehmend aber auch in anderen Medien und in den Gelben Seiten oder anderen Branchenbüchern.

Zum Schluß sollen noch zwei Fachfrauen zu Wort kommen, die sehr viel Erfahrung mit dieser Methode haben.

Beatrix Voigt, München, Masseurin, Zilgrei-Lehrerin (Zilgrei = eine Atem- und Bewegungstherapie für den ganzen Körper) und Fußreflexzonentherapeutin, über ihre Erfahrungen in der Einzelbehandlung und mit Gruppen:

Erfahrungen von Fachfrauen

Beatrix Voigt ist nach 15jähriger Erfahrung immer wieder erstaunt, wie unterschiedlich die Füße der Menschen sind. Frappant empfindet sie vor allem die ganz andere Struktur von Frauen- und Männerfüßen: »Männerfüße fühlen sich oft sehr viel fester an, sie sind starrer und unbeweglicher als Frauenfüße. Es ist buchstäblich schwerer an sie heranzukommen, und ich muß mich bei der Reflexzonenmassage oft ganz schön anstrengen, um die Starrheit der Sohle ein wenig zu durchdringen.« Männer haben ihrer Erfahrung nach meist eine sehr viel dickere Hornhaut als Frauen, sie erlebt dieses Phänomen aber auch manchmal bei Frauen. »Wenn man barfuß läuft, bekommt man ja auch eine dickere Hornhaut. Die bleibt aber elastisch und empfänglich, während bei manchen Menschen die Hornhaut den Fuß wie einen Panzer umschließt. Das ist meines Erachtens ein Zeichen von großer innerer Anspannung und Verhärtung. Nicht sehr einfach, über solche Füße Kontakt zu den

Menschen und ihren Problemen herzustellen. Aber wenn es gemeinsam mit ihnen gelingt, ihre Blockaden zu überwinden, kann man ungeahnte Erfolge erzielen. Ich habe einmal eine jüngere Frau behandelt, deren Füße zunächst kalt und abweisend wie eine Ritterrüstung wirkten. Diese Frau hatte gerade mit massiven psychischen Belastungen zu kämpfen. Nach der vierten oder fünften Stunde aber sprachen die Reflexzonen in ganz anderer Weise an, sie entwickelte wieder einen besseren Kontakt zum Boden, sie konnte ihre Probleme besser erkennen, und was das Besondere war – ihre Hornhaut platzte regelrecht auf, der ganze Fuß schälte sich wie eine Zwiebel und wurde elastischer.«

Was die Therapeutin ebenfalls oft entdeckt: Hühneraugen oder Warzen an bestimmten Stellen der Zehen oder der Ferse, die nicht auf die Schuhe zurückzuführen sind. »Dann schau ich, welche Reflexzone sich dort befindet – bei den Zehen sind es sehr oft die Zähne – und arbeite an diesem Problem. Auf diese Weise habe ich schon manches Hühnerauge verschwinden sehen.«

Beatrix Voigt macht in ihrer Arbeit auch immer wieder die Erfahrung, daß die Reflexzonen der Füße nicht nur ein Spiegelbild des ganzen Körpers bilden, sondern daß auch umgekehrt der Zustand des Fußes die einzelnen Körperregionen beeinflußt. »In meiner Arbeit als Zilgrei-Lehrerin ebenso wie bei der Reflexzonentherapie fällt mir immer wieder auf, wie oft gerade Frauen Probleme im Hals-Schulter-Bereich haben. Und gerade diese Frauen tragen dann enge, spitze Schuhe, die ihre Zehen den ganzen Tag zusammenquetschen. Also genau den Bereich, der dem Schultergürtel entspricht. Es gibt also auch eine Wechselwirkung von den Füßen und Zehen hin zum Körper.«

Wenn sie die Fußreflexzonenmassage in der Gruppe anbietet, hat sie am ersten Abend oft eine Menge Vorarbeit zu leisten, weil viele Leute eine große Scheu davor haben, ihre Füße vorzuzeigen. »Es scheint für manche fast so zu sein, als müßten sie sich vor der Gruppe nackt ausziehen. Andererseits haben viele eine ebenso große Scheu, anderer Leute Füße anzufassen.

Auch das erscheint ihnen zunächst fast ungehörig. Das Interessante aber ist, daß diese Scheu nicht einmal einen Abend lang anhält. Oft finden sich für die Paarübungen Leute, die sich gleich auf Anhieb mögen, und in der nächsten Stunde gehen alle schon ganz locker miteinander um. Manchmal bin ich selbst verblüfft, wie schnell diese Übungen helfen, Kontakt herzustellen.«

Wer sich aus der Hand lesen läßt, kann dies auch mit dem Fuß machen. Es gibt unter der Sohle und den Zehen ganz ähnliche Hautmusterlinien, die unterschiedlich ausgeprägt bei Männern und Frauen und bei den verschiedenen Rassen auftreten. Chiromanten (Handleser) sagen, daß man auch aus diesen Linien etwas über den Charakter und das Temperament des jeweiligen Menschen erkennen kann.

Interview mit Cordula von Spaeth, Gauting, Masseurin und Fußreflexzonentherapeutin seit 36 Jahren

Bei welchen gesundheitlichen Störungen eignet sich Fußreflexzonenmassage besonders?

Ich arbeite damit vor allem an den Punkten, die ich über eine normale Massage nicht erreichen kann. Das sind zum Beispiel die Kiefernhöhlen, die Nasennebenhöhlen, die Siebbeine. Ich habe auch sehr gute Erfahrungen gemacht mit Bauchbehandlungen, um etwa Nieren oder Galle anzusprechen, oder auch bei Nacken und Rückenproblemen.

Ertasten Sie diese Störungen immer am Fuß?

Entweder sagen die Leute von vornherein, daß sie Rückenschmerzen oder ähnliches haben, und ich arbeite dann entsprechend an ihrem Fuß, oder aber ich mache bei jemandem mit diffusen Beschwerden eine Reflexzonenmassage, weil ich das Gefühl habe, damit weiterzukommen. Dann spüre ich oftmals Verhärtungen in einem bestimmten Bereich – die Patienten empfinden das als Schmerz –, und ich frage nach: Hatten Sie mal eine Nierengeschichte? Oder gab es eine Operation im Beckenbereich? Manchmal sind es auch nur Narben, die sich als Störfeld im Fuß zeigen. Deshalb gehört zu dieser Arbeit sehr viel Erfahrung, das kann man nicht mit ein paar Griffen lernen. Ich habe sicher schon neun oder zehn Fortbildungen in dieser Richtung gemacht.

Muß eine solche Behandlung denn immer weh tun?

Nein, jemand, dem körperlich nichts fehlt, der spürt auch keine Schmerzen. Aber andere müssen damit rechnen, daß es weh tut. Ich taste mich deshalb immer sehr vorsichtig an die Menschen heran, dosiere den Druck sehr vorsichtig, wenn ich die einzelnen Organe entlanggehe. Da gibt es manchmal schon Patienten, die plötzlich aufschreien. Manche sind hochempfindlich und vertragen gleichzeitig einiges, andere spüren kaum etwas, vertragen aber auch nichts. Der Schmerz läßt sich aber gut dosieren. Ich arbeite ihn herunter oder dispersiere (»zerstreue«) ihn, wie wir das nennen. Dabei lösen sich die Kristalle, die sich im reflektorischen Gebiet am Fuß festgesetzt haben, und werden über die Blutbahn ausgeschwemmt. Das ist die Befreiung. Manche Patienten sind nach der Behandlung so müde, daß sie zwei Stunden schlafen müssen.

Welche Füße »begegnen« Ihnen denn so bei Ihrer Arbeit?

Das ist sehr unterschiedlich. Es gibt Männer wie Frauen, die sehr gepflegte Füße haben. Andere muß ich darauf hinweisen, die Füße nicht so zu vernachlässigen, sich mehr um sie zu kümmern. Immer wieder interessant für mich ist zu sehen, wie beweglich manche Füße sind. Das ist immer ein Spiegelbild des ganzen Menschen. Menschen mit solchen Füßen sind immer geistig rege, es ist eine Freude, sich mit denen zu unterhalten. Andere, die geistig schon im Ruhestand leben, haben oft ganz feste Füße und steife Zehen.

Entdecken Sie dabei auch viele Fußschäden?

Ja, sehr viele Leute haben damit Probleme. Oft kommen Leute zu mir, die gar nicht mehr laufen können, so weh tun ihre Füße. Denen haben die Orthopäden gesagt »Damit müssen Sie sich abfinden.« Oft gelingt es mir, herauszufinden, daß der Schmerz nur reflektorisch ist, daß der Schaden ganz woanders im Körper liegt. Das freut mich, wenn die Leute dann wieder gehen können.

Aber viele haben auch bleibende Fußschäden, Hammerzehen oder Spreizfüße. Senk- und Knickfüße sehe ich leider auch immer häufiger bei Kindern. An den Schuhen liegt das ja nicht mehr. Die sind ja heute viel besser gemacht. Aber die Kinder laufen zu wenig, fahren Fahrrad oder werden mit dem Auto gefahren. Die gehen nicht einmal zu Fuß in die Schule. Deren Füße sind oft so wenig durchtrainiert, daß sie nicht fähig sind, eine halbe Stunde Fußball zu spielen.

Was empfehlen Sie Ihren Patienten?

Junge wie Alte sollten mehr Körperbewußtsein entwickeln, und dabei spielen die Füße eine entscheidende Rolle. Man sollte sie täglich trainieren, die Socken mit den Füßen vom Boden hochnehmen, Tücher mit den Zehen zusammenschieben oder Kastanien aufheben. Solche Übungen haben eine starke Wirkung auf die Beweglichkeit, das geht über die Zehen, den Mittelfuß bis in die Ferse und zum Knie herauf. Wir können uns auch die Idee der Chinesen zunutze machen, die ihre Qi Gong-Kugeln nicht nur zwischen den Händen, sondern auch unter den Füßen hin und herrollen, um die geistige Tätigkeit anzuregen.

Metamorphose
»Die Lebenskräfte aktivieren«

Die Metamorphose-Methode setzt mit ihren Vorstellungen und
Zielen zwar im Wesen des Menschen, in seiner Vergangenheit
an, aber der Fuß steht dabei im Mittelpunkt der Behandlung.
Deshalb gehe ich zumindest kurz auf die Denkansätze ein, die
dieser Therapie zugrunde liegen.

Die Methode ist auf den Grunderkenntnissen der Fußreflexzonentherapie aufgebaut. Während diese jedoch das Ziel hat,
Veränderungen im Körper zu bewirken und Einfluß auf Erkrankungen zu nehmen, wirkt die Metamorphose mehr im psy-
chologischen Bereich. »Innere und äußere Wandlung« können
damit verbunden sein.

Innere und äußere Wandlung

Der Grundgedanke, über die Reflexzonen der Füße den ganzen
Menschen zu erreichen, ist dabei der gleiche. Bei der Metamorphose aber geht man davon aus, daß die Reflexpunkte, die an
der Fußinnenkante liegen und die Wirbelsäule des Menschen spie-
geln, gleichzeitig ein »Zeitgefüge« verkörpern. Demnach hält
die Wirbelsäule jede Erinnerung an unsere vorgeburtliche Zeit
gespeichert. Und davon ausgehend, daß das Bewußtsein im
Embryo nach und nach vom Kopf zum Steißbein hinunter-
fließt, liegt der Reflexpunkt für die Empfängnis am Beginn
der Halswirbelsäule bzw. spiegelbildlich in den Gelenken der
Zehen und der Reflexpunkt für die Geburt am Steißbein bzw.
an der Ferse des Menschen.

Die Metamorphose beschäftigt sich also nur mit den Reflex-
punkten der Wirbelsäule. Sie geht von der Annahme aus, daß
von der Empfängnis an der Mensch schon den verschiedensten
Einflüssen ausgesetzt ist, die ihn im späteren Leben oft daran
hindern, neue, sinnvollere Wege zu gehen.

Diese Arbeit am Fuß, auch »Pränatalmassage« genannt, arbeitet mit dem Gedanken der »Entsprechungen«. Danach deckt
sich jeder natürliche Gegenstand mit einer geistigen Tatsache
oder einem geistigen Prinzip und symbolisiert es.

Wenn nun der Mensch jede einzelne seiner Lebenserfahrungen

in seiner Persönlichkeit gespeichert und in seinen Körper eingefügt hat, wie diese Methode lehrt, dann läßt sich mit dieser Massage auch jede vorgeburtliche Prägung abrufen und auf Dauer beeinflussen. Mit ihr sollen die Lebenskräfte der Patienten aktiviert werden, sollen vorgeburtliche Traumata und eingefahrene Verhaltensmuster aufgelöst werden und einem neuen heilsamen Wachstum weichen. Vorausgesetzt wird, daß derjenige, der einen anderen behandelt, keinerlei Einfluß auf diesen Prozeß nimmt, sondern nur als Katalysator wirkt. Möglichkeiten der Wandlung liegen nur in der Aktivierung der eigenen Energien.

Verhaltensmuster ändern

Für die Durchführung der Behandlung gibt es bei dieser pränatalen Massage wenig Vorgaben. Es ist keine besondere Ausbildung dazu nötig, jeder kann sie – etwa innerhalb einer Familie – bei jeder anderen Person machen. Es ist nicht wichtig, welche Finger man für die Arbeit an den Füßen nutzt, wie stark der Druck ist oder ob die Bewegungen kreisförmig, ertastend oder vibrierend sind. »Es ist wie ein Tanz deiner Finger. Genau wie wenn wir eine Uhr aufziehen, spielt es keine Rolle, ob wir es schnell oder langsam tun; sie wird auf jeden Fall aufgezogen«, meint Robert St. John, der die Metamorphosemethode in den sechziger Jahren entwickelt hat.

Auch wenn es heißt, daß Metamorphose von jedem angewandt werden kann, gibt es doch vor allem in den Städten immer mehr Menschen, die sich auf diese Arbeit spezialisiert haben. Man kann sie über Institutionen finden, die sich einer »ganzheitlichen Gesundheit« widmen, oder auch in eher esoterischen Buchläden oder Zeitschriften mehr darüber erfahren. Aber wie so oft bei neuen Formen der Therapie, wird sicher auch die Metamorphose bald breiteren Kreisen bekannt sein.

Ich selbst kenne verschiedene Menschen, die sich über längere Zeit mit der Metamorphosemethode behandeln ließen. Sie meinten, daß sie durch die Behandlung sehr tief in ihrem Inneren berührt wurden. Ich glaube, eine ganz entscheidende Sache bei dieser Idee ist, daß sie an den Füßen ansetzt. Die feine Arbeit an diesen Wunderwerken, die ja tatsächlich weit vor der

Sehr tief berührt

Geburt schon vollkommen ausgebildet sind, diese ungewohnte Hinwendung zu den in der Babyzeit noch sehr beachteten und später so wenig verwöhnten Füßen – dies läßt wohl sehr ursächliche Empfindungen frei.

T'ai Chi Ch'uan
»Jede Bewegung hat ihren Ursprung in den Füßen«

T'ai Chi Ch'uan ist ein altes chinesisches System von körperlich-geistigen Übungen, das zunächst in den USA und seit den 80er Jahren zunehmend auch in Westeuropa bekannt wurde. T'ai Chi (wie es verkürzt meist heißt) beruht auf der Philosophie des Tao, die sagt, daß Ch'i – die Lebenskraft und Energie – Quelle allen Lebens ist. Sie drückt sich über die berühmten Kräfte des Yin und Yang aus, die sich gegenseitig ergänzen und bedingen. Sie stehen für Gegensätze wie Hell und Dunkel, Oben und Unten, Passiv und Aktiv, Leben und Tod. Entsprechend hat jede T'ai Chi-Übung ihren Gegenpart: auf ein Heben folgt ein Senken, auf ein Vorwärts ein Rückwärts, auf eine schließende Bewegung eine sich öffnende. Für die Füße bedeutet das zum Beispiel: Das Gewicht wird fortwährend von einem auf den anderen Fuß verlagert, vom Vollen (belasteten Yang) zum Leeren (unbelasteten Yin).

Ein System von Übungen T'ai Chi-LehrerInnen legen großen Wert auf die Feststellung, daß es sich bei ihrer Tätigkeit nicht um eine Gymnastik, sondern um ein System von Übungen handelt, die sich über den Körper hinaus auf den ganzen Menschen auswirken. Eine wesentliche Rolle spielt dabei die kosmische oder innere Energie, die Lebenskraft Ch'i.

Über dieses Ch'i heißt es in der Lehre:

»Die durch das Üben ›des T'ai Chi‹ bewirkte Vertiefung des Atmens schafft bestmögliche Voraussetzungen für die sogenannte Ch'i-Atmung.

Die mit jeder Körperbewegung einhergehende Bewegung des Ch'i wird breitströmend erfahren, erfaßt die ganzen Gliedmaßen und die jeweilige Rumpfhälfte oder kreuzt in einer breiten Bahn den Rumpf.«

Betont wird, daß diese Energiebewegung sich nicht auf die aus der Akupunktur bekannten Energieverlaufsbahnen (Meridiane) beschränkt. Es bewirkt aber eine Aktivierung des Energieflusses im gesamten Meridiansystem. Ch'i folgt der äußeren Bewegung des Körpers und hat die Aufgabe, Stauungen entgegenzuarbeiten und »altes und schwaches Chi« abzubauen (in China heißt es, »Der Geist lenkt, das Chi folgt«). Wenn das gelingt, und daran arbeiten viele ihr ganzes Leben, kann die Kraft »fließen wie der Yang-tze-Fluß« und »laufen wie ein gespulter Seidenfaden«.

Geist lenkt, Ch'i folgt

T'ai Chi kennt eine ganze Reihe von Stilen, deren Übungen jeweils »Form« genannt werden. Die Form wird von einer Person allein ausgeführt und besteht aus fließenden, ineinander übergehenden Stellungen. Der im Westen bekannteste Yang-Stil kennt dreizehn Grundstellungen mit so schönen Namen wie »Goldener Hahn steht auf einem Bein« oder »Spiele die Laute«. Diese Grundstellungen werden in der sogenannten »Langen Form« variiert und umfassen mit Wiederholungen 140 Positionen. Häufig wird auch die »kurze Form« vermittelt, eine Folge von 37 Stellungen, die leichter erlernt und ausgeführt werden können.

Beim T'ai Chi Ch'uan gibt es drei gleichwertige Aspekte, die der Gesundheit, Meditation und Selbstverteidigung dienen. Die gesundheitliche Wirkung wird als umfassend beschrieben. Es gibt keine Übungen, die nur der Stärkung eines einzelnen Organs dienen. Immer geht es um die Harmonie des gesamten Körpers, wird der Körper als Ganzes angesprochen. Beherrscht man also die einzelnen Stellungen richtig, so werden bei jeder Übung alle Knochen, Muskeln, Sehnen und Gelenke gleichermaßen beansprucht. Sie werden ihrer Lage entsprechend sanft bewegt und erhalten auf die Dauer ihre natürliche Geschmeidigkeit zurück. Wer die langsamen, kreisbogenförmigen Bewegungen des T'ai Chi einmal gesehen hat oder selbst schon geübt hat, kann sich das gut vorstellen.

Harmonie des gesamten Körpers

Übung zur Verjüngung

In gleicher Weise wird das Nervensystem angesprochen und in seinen Funktionen gestärkt. Die Atmung wird verbessert und trägt dazu bei, eine aufrechte Haltung zu finden. Wegen seiner vielfältigen Wirkungsweise auf den Körper wird T'ai Chi auch als »Übung zur Verjüngung« bezeichnet.

Meditation in Bewegung

Daß T'ai Chi auch eine meditative Seite hat, mag manche überraschen. Viele haben doch gerade erst mühsam gelernt, etwa im Yoga, möglichst stillzusitzen, um zur Ruhe zu kommen. Ein wenig Erfahrung mit irgendeiner Form des »Sichsammelns« zu haben ist auf jeden Fall eine gute Voraussetzung, um es mit der »Meditation in Bewegung« zu versuchen. Je besser man die gleichmäßigen, fließenden Bewegungen beherrscht, desto eher kann man dabei einen meditativen Zustand erreichen. Das heißt im Idealfall: Wenn meine Übungen zunehmend sanfter und runder werden und ich die einzelnen Stellungen immer besser »ausfülle«, werde ich immer mehr eins mit meinem Tun und kann mich besser sammeln, ohne meine Wachsamkeit zu verlieren.

Selbstverteidigung

Dieses Wachsein gehört zu dem Aspekt der Selbstverteidigung. T'ai Chi wird der sanften Schule der Selbstverteidigung zugerechnet. Die ausgewogenen Bewegungen und das ständige Bemühen, unser Zentrum zu entwickeln oder wiederzufinden, kann zu einer hervorragenden Körperbeherrschung führen. Dazu haben die chinesischen Lehrer den Satz geprägt: »Durch T'ai Chi Ch'uan können wir eine Kraft von 1000 Pfund mit der von vier Unzen überwinden.« Um das zu erlernen, gibt es Partnerübungen, die in vielen Variationen immer wieder Geschmeidigkeit, Standfestigkeit und die Fähigkeit des Nachgebens verlangen. Wenn ich an einer bestimmten Stelle angegriffen werde, muß ich dort »leer« werden, heißt es. Die bildhafte Sprache des Chinesischen nennt dies auch »Wenn der Gegner uns stoßen will, trifft er auf eine unendliche Leere«.

☆

Was aber hat diese ganze Philosophie mit unseren Füßen zu tun?

Das habe ich **Beatrix Schumacher** gefragt, die vor zwölf Jahren bei den bekannten T'ai Chi-Lehrern Petra und Toyo Kobayashi mit dem Studium dieser Bewegungskunst begann und seit einigen Jahren selbst unterrichtet.

»T'ai Chi Ch'uan beruht auf dem Gedanken des Tao, daß sich der Mensch zwischen Himmel und Erde befindet, daß er mit seinem Oben den Kontakt zum Himmel hat und mit den Füßen im Boden wurzelt. Welch entscheidende Bedeutung die Füße dabei haben, kann man schon daran sehen, daß die Mitte der Fußsohlen auch als ›Platz der sprudelnden Quelle‹ bezeichnet wird. ›Jede Bewegung im T'ai Chi hat ihren Ursprung in den Füßen, wird von den Hüften gelenkt und wirkt durch die Finger‹, heißt es in den überlieferten Schriften.

Man übt nur im Stehen und Gehen, übt sich in der kontinuierlichen Gewichtsverlagerung, ohne sein Zentrum zu verlieren. Dabei ist man gleichzeitig bemüht, aufgerichtet zu sein, auch zum Beispiel einbeinig sein Zentrum zu halten. Der erste Schritt ist deshalb, richtig stehen zu können. Und das klingt viel einfacher, als es ist. Es gibt nur ganz wenige Leute, die wirklich stehen können. Die meisten Menschen halten ihre Kraft im Brustraum fest und damit auch ihr Ch'i. Im T'ai Chi üben wir eine differenzierte Art der Energiebewegung. Wenn es mir gelingt, wirklich loszulassen und meine Kraft in die Fußsohlen sinken zu lassen, dann gleiche ich einem Stehaufmännchen, das sich nicht umwerfen läßt.

Ich bemühe mich auch, im Alltag möglichst leicht, ohne Muskelanspannung zu laufen, bei jedem Schritt, bei jeder Gewichtsverlagerung die drei Belastungspunkte unterm Fuß (Ferse, äußerer und innerer Ballen) zu spüren. Der Wunsch dabei ist, zu gehen wie eine Katze und nicht, wie wir es kennen, alle Gelenke anzuspannen und die Erde bei jedem Schritt niederzutreten.«

Eine T'ai Chi-Lehrerin berichtet

Wie sind Sie selbst zu T'ai Chi gekommen?

»Meine Kindheit war geprägt von festgeschnürten hohen Schuhen und Einlagen. ›Das Kind hat Plattfüße‹, hieß es, die müssen gestützt werden. Als Erwachsene hatte ich dann trotz oder gerade wegen dieser Quälerei Senk- und Spreizfüße, Probleme mit den Kniegelenken und konnte kaum fünf Minuten mehr stehen. Auch im T'ai Chi ist mir das noch lange schwergefallen. Heute geht es meinen Füßen wesentlich besser. Sogar eine Sprunggelenk-Operation habe ich vor einem Jahr mit T'ai Chi sehr gut überwunden. Durch das regelmäßige Üben hat sich die Fußmuskulatur wieder mehr herausgebildet, ich kann stehen, gehen und stundenlang wandern. Dafür bin ich im höchsten Maße dankbar.«

Welche Erfahrungen machen Sie in Ihren Kursen?

»Immer wieder interessant ist, warum jemand in meine Kurse kommt. Jüngere kommen oft, weil sie Streß haben, Schlafprobleme, innere Unruhe, Verspannungen. Ihnen fällt besonders schwer zu stehen. Sie müssen das Stehen mühsam wieder lernen. Bei den Älteren sind es meist gesundheitliche Probleme, die sie zum T'ai Chi führen. Rückenprobleme, Nackenverspannungen, Kopfschmerzen sind häufige Beschwerden. Viele kommen auch, weil sie sich zu wenig bewegen und selbst merken, wie steif sie geworden sind.
Auffällig ist immer wieder, wie schwach unsere Selbstwahrnehmung ist. Wir empfinden uns als gerade, wenn wir schief stehen. Deshalb empfehle ich, einzelne Übungen immer wieder mal vor dem Spiegel zu machen, um äußere und innere Wahrnehmung in Einklang zu bringen.
Schön ist es für mich, zu erleben, wie sich manche Menschen im Prozeß des Übens verändern. Sie stehen anders, sie gehen anders, ihre Gesichtszüge sind sehr viel klarer. Sie spüren, welche Punkte bei ihnen nicht in Harmonie sind, und können über diese Wahrnehmung an positiven Veränderungen arbeiten.«

Für welchen Typ Mensch eignet sich T'ai Chi also besonders?

»T'ai Chi spricht besonders solche Menschen an, die nicht gern Sport treiben, nicht irgendeinem Ball hinterherrennen und sich nicht mit jemandem messen wollen. Es ist auch für diejenigen angenehm, die eigentlich nicht gern in einer Gruppe sind. Obwohl ja auch wir uns in dieser Form treffen, geht es bei uns vor allem um das gemeinsame Üben und nicht um gruppendynamische Prozesse. Die Form ist klar vorgegeben, ich unterrichte sie in sachlicher Weise, quasi als Vermittlerin. Am Ende der Stunde haben wir manchmal den Eindruck, ein Ganzes geworden zu sein.

T'ai Chi verlangt vor allem, Geduld zu haben. Je länger ich übe, desto mehr merke ich, wie groß das Wissen ist, das sich dahinter verbirgt, und wie wenig ich weiß. Dieses Wissen läßt sich nicht von außen fassen oder über Bücher lernen. Der Weg heißt: Jeden Tag üben, auch für mich.«

Die Feldenkrais-Methode
»Den Kontakt zum Boden finden«

Um die Feldenkrais-Methode verstehen zu können, sollte man ein bißchen über Moshe Feldenkrais wissen. 1904 in Rußland geboren, ging er schon als Kind nach Israel, arbeitete als promovierter Physiker in Paris und London und gründete den ersten Judoclub in Frankreich. Wiederholte Knieverletzungen und eine drohende Operation brachten ihn dazu, sich zunehmend mit seinem Körper auseinanderzusetzen. Er begann, sich mit Neurologie, Anatomie und Biomechanik zu beschäftigen, weil er nach neuen Verbindungen zwischen seinem Nervensystem und seinen Muskeln suchte. Tatsächlich gelang es ihm, längst verloren geglaubte Informationen in seinem Gehirn zu reaktivieren, sein Bewegungspotential zu verbessern und seine Knieprobleme loszuwerden.

Verbindung zwischen Nerven und Muskeln

**Antrainierte
Bewegungsmuster**

Hintergrund dieser Erkenntnis ist, daß Menschen zunächst lernen, auf vielfältige Weise aufzustehen, zu gehen, sich zu bewegen. Sensomotorisches Lernen nennen das die Wissenschaftler. Im Lauf der Zeit weicht diese Vielfalt der Bewegungen und der Muskelausnutzung einem mehr und mehr abgeflachten Muster. Kindliche Ängste, traumatische Ereignisse, Unfälle und Operationen können chronische Muskelreflexe verursachen, die immer wieder abgerufen werden und bald zu einseitigen Belastungen des Bewegungsapparats führen. Tatsächlich haben wir ja als Kinder noch weitaus vielfältigere Bewegungsmuster gekannt, als wir sie als Erwachsene erleben. Eines Tages hat man den letzten Handstand, den letzten Purzelbaum gemacht, läuft nicht mehr auf Hacken oder Zehen, wagt nicht mehr, über einen Zaun zu springen. All das muß man auch gar nicht wiederholen, doch sind mit diesen Fertigkeiten auch unendlich viele Möglichkeiten zwischen Gehirn und Körper verschüttet worden. Wir gehen, sitzen, schlafen nur noch auf eine ganz bestimmte Weise.

**Gelerntes vergessen,
Vergessenes
neu lernen**

Deshalb hat Moshe Feldenkrais Übungen entwickelt, um dieses antrainierte, eindimensionale Bewegungsmuster wieder abzulegen, »Gelerntes wieder zu verlernen und Vergessenes wieder zu erinnern«. Ihm ging es darum, die natürlichen Kräfte des Gehirns und des Nervensystems zu verbessern und die Impulse unterhalb der bewußten Ebene der Gehirnfunktion abzurufen. Dazu aber reicht es nicht, über einen körperlichen Zustand zu sprechen, zu sagen: »Schauen Sie mal, Sie stehen ja ganz schief, Sie ziehen auf der linken Körperseite alle Muskeln zusammen.« Dazu muß man erst einmal eine Muskelanspannung spüren, um eine allzu vertraute Haltung zu verändern. Sehr einfach läßt sich ein solches Verhaltensmuster in einem Gesichtsausdruck nachlesen. Wenn ich mich nur genug sorge, täglich ärgere und unentwegt grübele, zieht sich die Haut über Augen und Stirn zusammen und bildet entsprechende Falten. Schon der kleinste unangenehme Gedanke setzt jedesmal die gleichen Reflexe in Bewegung – schon zieht sich mein Sorgengesicht zusammen. Die wesentlich vielfältigeren Muskeln, die ich zu einem kräftigen Lachen in Bewegung setzen muß, verkümmern dagegen regelrecht.

Moshe Feldenkrais erkannte, daß dies für jeden körperlichen Ausdruck zutrifft. Es ist den meisten Menschen kaum möglich, sich zu erschrecken, ohne die Schultern zusammenzuziehen, eine unangenehme Nachricht zu erfahren, ohne bestimmte Bauchmuskeln anzuziehen. Erst wenn wir unsere Muskeln von dem hemmenden Einfluß dieser Reflexe befreien, können wir wieder auf vielfältige Weise auf Streß und jede Art von körperlicher Herausforderung reagieren. Aus dieser Idee heraus entwickelte Feldenkrais einige hundert Übungen, die er immer wieder bei vielen Menschen erfolgreich anwandte. Es sind ganz kleine, körperliche Bewegungen, die aber eine Kette von Bewegungszusammenhängen deutlich machen. Daraus wiederum können sich für den einzelnen Menschen ganz neue Bewegungserfahrungen ergeben. »Was ich will, sind nicht bewegliche Körper, sondern bewegliche Gehirne«, war ein Leitspruch seiner Arbeit.

Bewegliche Gehirne

Nach dem Tod Moshe Feldenkrais' im Jahr 1984 setzen nun rund hundert von ihm ausgebildete Lehrer seine Arbeit fort und geben ihrerseits ihre Erfahrungen in einer vierjährigen Ausbildung an andere weiter. Vor allem in den USA, in England, Frankreich und jetzt zunehmend in Deutschland besteht ein großes Interesse an der Feldenkrais-Methode.

Die Kosten für die Teilnahme an einer Feldenkrais-Gruppe werden häufig von den Krankenkassen übernommen. Einzelarbeit muß selbst bezahlt werden.

Veronica Fischer ist eine dieser sogenannten Feldenkrais-Practitioner. Sie lebt und lehrt in München. Ich habe sie nach ihren Erfahrungen gefragt.

Wie würden Sie die Feldenkrais-Methode erklären?

»Feldenkrais ist keine Therapie, sondern ein Lehrsystem, bei dem es darum geht, sich gut und vielfältig bewegen zu können. Es gibt dabei kein passives ›Sich behandeln lassen‹, sondern einen aktiven Austausch zwischen Lehrer und Schüler. Feldenkrais hat gesagt: »Wichtig ist, daß ich einen großen Handlungsspielraum habe, daß ich freie Entscheidungsmöglichkeiten habe und mich zum Beispiel nicht damit abfinde, nur mit der rechten Hand zu schreiben und nie die linke zu probieren.«
Im Gehirn gibt es sehr viele Möglichkeiten der Verbindung, die wir aber nicht knüpfen. Wir sind durch Gewohnheiten gebremst und limitieren uns sowohl in unseren Bewegungen, als auch in unseren Handlungen, in unserer Lebensweise.
Als Lehrerin gebe ich Anregungen, um neue, leichtere Arten der Bewegung zu finden und neben dem Bekannten eine Vielzahl weiterer Möglichkeiten zur Verfügung zu haben. Spielerisch zu sein wie ein kleines Kind, das versucht, auf die eine oder andere Weise von der Bauchlage aus zum Krabbeln zu kommen.
Für mich ist nicht das Problem wichtig, das ein einzelner hat, sondern ob ich eine Alternative anbieten kann. Nichts ist falsch ‚und nichts ist richtig. Denn zu denken, so wie ich bin und mich bewege, bin ich nicht in Ordnung, blockiert und bindet unnötige Energie.«

Was ist der Unterschied zwischen Einzel- und Gruppenarbeit?

»In der Gruppe heißt unser Thema ›Bewußtheit durch Bewegung‹. Die Leute liegen, sitzen oder stehen, und ich rege sie durch sprachliche Anleitung zu bestimmten Bewegungsabläufen an. Dadurch wird die Wahrnehmung geschult, auf welche Weise jeder einzelne seine Bewegungen organisiert. Eine größere Bewußtheit und langsam ausgeführte Bewegungen ermöglichen es den Schülern, neue Entscheidungen zu treffen, wie sie sich bewegen. Der Nachteil in der Gruppe ist, daß Informationen über die Sprache verlorengehen können.

In der ›Funktionalen Integration‹, wie wir die Einzelarbeit nennen, vermittle ich alle Bewegungsideen über meine Hände. Ich zeige etwa durch eine kleine Drehung des Fußgelenks: »Dein Bein könnte in einer anderen Beziehung zur Wirbelsäule stehen, könnte dich mehr tragen als jetzt.« Die Einzelarbeit ist intensiver, weil meine Erfahrung direkter über die Hände in die Bewegung des einzelnen einfließen kann.«

Welche Rolle spielen die Füße dabei?

»In der Feldenkrais-Methode steht das Becken als ›Center of Power‹ im Mittelpunkt, von dort sollten alle Bewegungen ausgehen. Doch schon an zweiter Stelle stehen die Füße. Sie sind unsere Basis. Schon über ganz kleine Bewegungen kann ich Verbindungen herstellen zwischen den Fußknochen bis hin zum Kopf. Wenn das Skelett frei beweglich ist, kann ich im Fußgelenk einen Impuls geben, der sich in einer spezifischen Form von Gelenk zu Gelenk fortsetzt, über das Becken, durch die einzelnen Wirbel hinauf zum Hals und bis zum Scheitel. Zu spüren, ob diese Verbindungen stimmen, ob sie nicht durch einzelne Muskelanspannungen blockiert sind, dazu gehört sehr viel Erfahrung. Es ist immer eine Suche, es gibt dafür keine Norm.

Ich beginne immer damit, zu schauen, in welcher Verbindung die Zehen zum Mittelfuß stehen. Viele haben gekrallte Zehen und damit die Tendenz, sich dem Boden nicht anzuvertrauen. Sie versuchen, sich selbst zu tragen, weil sie kein Vertrauen haben. Sie sind Leichtfüßler, die es nach oben zieht, die sich nur auf sich selbst verlassen wollen. Dabei ist der Bodenkontakt für die Füße sehr wichtig. Es ist ein aktives Verhältnis zwischen Gewicht geben und getragen werden. Je wacher meine Füße sind, desto mehr kann ich mich auf die Stütze von unten verlassen, die mich aufrichtet. Ich sehe aber in meiner Arbeit immer wieder: Durch das ständige Laufen auf Beton und glattem Boden, durch die Abschottung in engen Schuhen, leisten die Füße längst nicht das, was sie könnten. Das schläft bei den meisten doch sehr oft.

Wie im Becken, an den Händen oder im Nacken kann ich an den Füßen einiges darüber erfahren, wie ein Mensch ›in der Welt ist‹. Gekrümmte Zehen sind ein anderes psychisches Phänomen als eine verkürzte Achillessehne, ein nach innen gewinkelter Fuß drückt eine andere Unsicherheit aus als ein nach außen gewandter.

Ich hole die Menschen da ab, wo sie gerade sind. Ich laß ihnen ihre Ängste, ihre Schutzmechanismen, ich zeige ihnen nur Möglichkeiten, Spannungen zu erkennen, den Fuß anders am Boden zu spüren, Verbindungen von den Zehen zum Fußgelenk herzustellen, ihren Füßen zu vertrauen.

Wenn Menschen mit Kopfschmerzen oder Verspannungen zu mir kommen, arbeite ich sehr gern mit den Füßen, weil ich den Eindruck habe, ›die rennen im Kopf‹. Die ganze Energie zieht hoch in den Kopf. Erst durch die feinen Bewegungsübungen an den Füßen leite ich die geballte Kraft wieder nach unten und kann einen lebendigen Bodenkontakt herstellen.

Moshe Feldenkrais hatte in diesem Zusammenhang eine geniale Idee, um spastisch gelähmten Kindern, die gar nicht laufen konnten, einen Kontakt zum Boden herzustellen. Die Kinder lagen auf dem Rücken, und er tastete sich mit dem ›artifical floor‹, einem einfachen Schaumstoffbrett, mit langsamen Bewegungen Punkt für Punkt an die Fußsohle heran, bis sich die Füße an dieses Brett anschmiegten. Auf diese Weise konnte er unebenen Boden imitieren und den Fuß beweglicher machen. Es ist ursächlich im Nervensystem so angelegt, daß der Fuß den Bodenkontakt sucht und dadurch Aufrichtung erfährt, das freie Stehen in bezug zur Schwerkraft möglich wird.«

Da gerade bei der Feldenkrais-Methode jedes Darüber-Reden nichts ist gegenüber dem Fühlen und Erfahren, stelle ich Ihnen an dieser Stelle eine der Übungen zur Aktivierung der Fußgelenke vor. Daran läßt sich auch erkennen, wie jede kleine Bewegung im Körper weitere nach sich zieht:

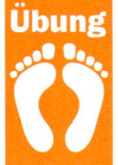

▶ Setzen Sie sich auf die vordere Kante eines Stuhls, stellen Sie Ihre Füße schulterbreit auseinander und lassen Sie ihre Hände locker auf den Schenkeln ruhen.

▶ Heben Sie langsam den vorderen Teil des rechten Fußes hoch und lassen ihn wieder sinken. Die Ferse bleibt am Boden. Wiederholen Sie es. Beobachten Sie, wie sich die kleine Bewegung über die Beine, das Kniegelenk bis in die Hüfte verfolgen läßt.

▶ Heben Sie langsam Ihre rechte Ferse hoch, und bleiben Sie mit dem restlichen Fuß auf dem Boden. Wiederholen Sie dies in kleinen sanften Bewegungen. Achten Sie darauf, ob sich durch das Anheben der Ferse ein Druck auf die große oder kleine Zehe ergibt. Schauen Sie, wie die Bewegung sich über Knöchel, Knie, Becken und Wirbelsäule erstreckt.

▶ Heben Sie im langsamen Wechsel erst die Zehen, dann die Ferse hoch. Dabei kann Ihr Becken erst ein wenig nach hinten, dann nach vorn kippen.

▶ Wiederholen Sie jede Übung einige Male. Ruhen Sie sich aus und spüren Sie, ob Ihr rechter Fuß jetzt einen anderen Kontakt zum Boden hat als Ihr linker.

▶ Machen Sie die gleiche Übung mit dem linken Fuß. Achten Sie dabei auf Ihren Atem.

▶ Heben Sie langsam die Innenkante Ihres rechten Fußes an. Dann kehren Sie wieder auf den Boden zurück. Spüren Sie, wie sich Ihr Becken ganz leicht vorschiebt. Heben Sie jetzt zusammen mit der Innenkante des Fußes die linke Gesäßhälfte leicht an. Jetzt verlagert sich Ihr Gewicht auf die rechte Gesäßhälfte.

▶ Heben Sie die Außenkante des rechten Fußes leicht an. Spüren Sie, wie Ihr rechtes Knie sich nach links bewegt.

▶ Heben Sie das Gewicht Ihrer rechten Gesäßhälfte etwas an, während Sie die Außenkante des rechten Fußes wieder anheben. Jetzt verlagert sich Ihr Gewicht auf die linke Gesäßhälfte.

▶ Heben Sie im Wechsel die Innenkante Ihres rechten Fußes und nach einer Pause die Außenkante hoch. Spüren Sie, wie das Gewicht des Fußes jeweils nach außen und innen rollt.

▶ Achten Sie darauf, wie sich dabei das Knie bewegt und wie Ihr Becken sich leicht nach rechts und links verlagert.

▶ Machen Sie eine Pause. Entspannen Sie sich. Atmen Sie ruhig.

▶ Machen Sie die gleiche Übung mit dem linken Fuß.

▶ Schieben Sie Ihren rechten Fuß um eine Fußlänge vor. Heben Sie den Vorderfuß hoch, und kreisen Sie damit ganz langsam im Uhrzeigersinn. Denken Sie, Ihr großer Zeh sei ein Zeiger, der sich auf einer Uhr dreht.

▶ Spüren Sie die leichte Kreisbewegung in Ihrem rechten Hüftgelenk, Becken und Kreuz. Lassen Sie Ihren ganzen Körper mitkreisen.

▶ Kreisen Sie jetzt mit dem Vorderfuß andersherum, gegen den Uhrzeigersinn.

▶ Fühlen Sie, wie jetzt auch im rechten Hüftgelenk, Ihrem Becken und Kreuz die Bewegung andersherum spürbar wird.

▶ Lassen Sie sich Zeit. Entspannen Sie Ihre Beine.

▶ Machen Sie die gleichen Übungen mit dem linken Vorderfuß.

▶ Spüren Sie Ihren Füßen nach. Wie ist jetzt der Kontakt zum Boden? Sitzen Sie anders als vorher? Ist Ihr Körper entspannter? Wahrscheinlich. Probieren Sie es morgen wieder!

Walking
»Gesund durch richtiges Gehen«

Gab es denn wieder kein deutsches Wort dafür? Jogging, Stretching und jetzt auch noch Walking? Schnellgehen, schwingendes Gehen, Geh-Training müßte es bei uns heißen, klingt aber alles nicht sehr spannend im Zeitalter der Amerikanismen. Nun, reden wir also vom Walking, *der* neuen Sportart für jedermann. In den USA sind es angeblich schon 70 Millionen Menschen, die Tag für Tag ihre Füße in Bewegung setzen und schnellen Schrittes durch die Städte eilen. Präsident Clinton tut es, man sieht ihn mit und ohne Hillary regelmäßig ums Weiße Haus walken, ebenso Barbara Bush, die ehemalige Präsidentengattin, und auch Jane Fonda hat nach Zeitschriften-Berichten anscheinend erkannt, daß Walking auf Dauer mehr Gesundheit bringt als das von ihr propagierte Aerobic.

Schwingendes Gehen

Und in Deutschland? Helmut Kohl beim Walking rund um den Wolfgangsee? Noch nicht gesehen. Aber auffallend viele ehemalige Hochleistungssportler haben Walking entdeckt. Heide Rosendahl gehört dazu ebenso wie das Paar Mittermaier/ Neureuther. Alle loben die gelenkschonende Bewegung, wahrscheinlich, weil sie wissen, wie sie früher gelitten haben.

In München sehe ich zunehmend Walker im Englischen Garten und habe mich an ihre etwas merkwürdigen Armbewegungen schon fast gewöhnt. Denn das ist das Neue an Walking – die Art, wie man federnd einen Fuß nach dem anderen abrollt und mit dem ganzen Körper bei jedem Schritt mitschwingt. Ich stelle es deshalb im Rahmen dieses Buches vor, weil damit ein wunderbares Fußtraining verbunden ist, bei dem jeder einzelne Fußmuskel aktiviert wird. Gleichzeitig werden dabei tatsächlich die Gelenke geschont, wie bei verschiedenen Untersuchungen festgestellt wurde. Während etwa ein Jogger mit dem drei- bis vierfachen Körpergewicht auf dem Boden auftritt, ist es beim Walking kaum mehr als das eigene Gewicht, je nach Technik vielleicht das 1,5fache, weil man immer mit einem Fuß Kontakt zum Boden hat.

Gelenke werden geschont

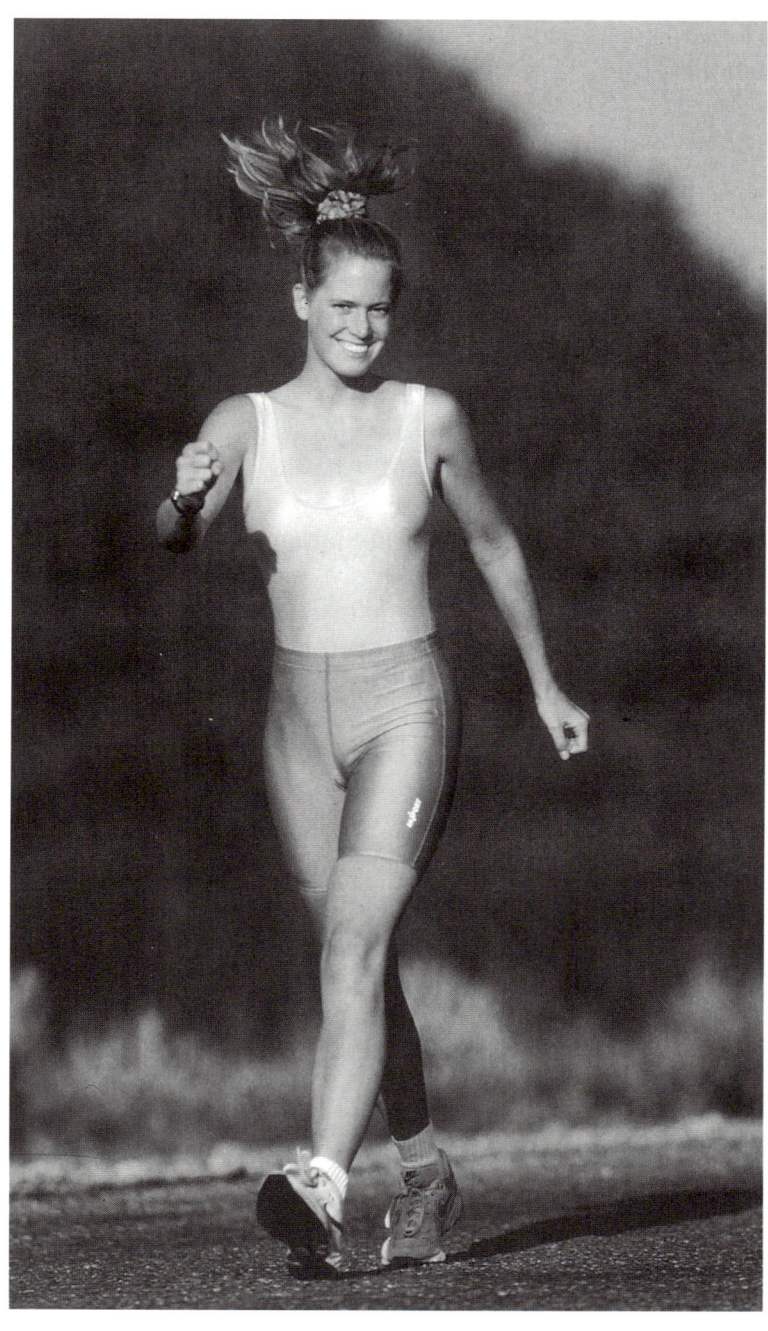

Wenn Sie es auch einmal probieren wollen, suchen Sie sich am besten einen ruhigen, ebenen Weg aus, der nicht geteert ist. Gehen Sie zu einer Zeit, wenn wenig Menschen unterwegs sind, die Sie stören könnten. Beachten Sie folgendes:

▶ Nehmen Sie zunächst jeden Fuß in die Hand, und lockern und massieren Sie ihn eine Minute lang.
▶ Beginnen Sie mit einem zügigen, zehnminütigen Gehen, um Ihren Kreislauf ein wenig in Schwung zu bringen.
▶ Steigern Sie langsam das Tempo des Gehens, wobei Sie Ihre normale Schrittlänge behalten. Machen Sie weder größere noch kleinere Schritte.
▶ Die Füße zeigen geradeaus. Laufen Sie auf einer imaginären Linie. Halten Sie immer einen Fuß am Boden.
▶ Rollen Sie jeweils den ganzen Fuß von der Ferse über die Zehen hin ab, nutzen Sie den Schwung für den nächsten Schritt.
▶ Lassen Sie Ihre Arme locker mitpendeln. Meist ergibt sich von allein, daß Sie nach einer Weile die Arme auf Taillenhöhe anwinkeln und locker zur jeweils gegenüberliegenden Brust hin- und herschwingen.
▶ Je stärker diese Bewegung ist, desto schneller werden Ihre Schritte. Auch die Hüften werden dadurch beeinflußt. Sie drehen sich bei jeder Bewegung mit.

Walking unterscheidet sich also vom normalen Gehen durch eine intensivere Geschwindigkeit. Wenn Sie normalerweise in der Stunde drei bis fünf Kilometer zurücklegen, sind es beim Walking mindestens sechs. Anders ist auch, daß hierbei der ganze Körper mit einbezogen wird, die Hüften, die Arme, der Oberkörper schwingen mit und beeinflussen die Schnelligkeit. Herz und Kreislauf werden in sehr viel stärkerem Maße gefordert als beim normalen Gehen, der Puls erhöht sich, das Atmen wird intensiver, Sie benötigen mehr Sauerstoff. Walking sollte Sie aus dem Bereich der Unterbelastung – sozusagen dem Büro-Zustand – in eine Zone unterhalb der Überbelastung bringen.

Herz-Kreislauf-Training

Dazu sollten Sie wissen, welcher Pulsschlag für Sie der richtige ist. Sportmediziner haben dafür eine einfache Formel entwickelt:

Ziehen Sie von der Zahl 220 Ihr Alter ab und nehmen Sie zwei Drittel davon. Also, wenn Sie vierzig Jahre alt sind, rechnen Sie 220 minus 40 macht 180 durch drei mal zwei – das bringt Sie in den Bereich von 120 Pulsschlägen in der Minute.

Puls beachten   Zumindest in den ersten Monaten sollten Sie auf Ihren Pulsschlag achten und ihn sogar notieren. Manche werden sich mit Feuereifer ein solches Logbuch zulegen, andere mögen so etwas wahrscheinlich gar nicht. Es ist aber wichtig, um zu sehen, ob Sie die richtige Geschwindigkeit für sich gefunden haben oder zu viel oder zu wenig tun. Zunächst einmal messen Sie Ihren Puls im Sitzen und später beim Walken alle zehn Minuten. Fühlen Sie den Puls am besten am Handgelenk. Legen Sie alle Fingerkuppen außer dem Daumen auf eine der beiden Furchen auf der Unterseite des Handgelenks. Wenn Sie dort Ihren Puls gefunden haben, zählen Sie entweder eine Minute, um Ihre Pulsfrequenz zu erfahren, oder zählen Sie zehn Sekunden und nehmen das Ergebnis mal sechs, oder fünfzehn Sekunden mal vier – so machen es die meisten Krankenschwestern. Für diese Prozedur gibt es jetzt auch spezielle Pulsmeßuhren, auf die Sie nur zehn Sekunden Ihren Zeigefinger halten und schon erscheint Ihr aktueller Pulsschlag.

Sinnvoll ist die Überwachung Ihres Pulses auch, damit Sie eine Vorstellung davon bekommen, wie sehr sich dieses Gehtraining auf Herz und Kreislauf auswirkt. Trainieren Sie deshalb am Anfang nur etwa zwanzig Minuten und steigern Sie alle paar Wochen das Training um ein paar Minuten. Wer dies schafft, verbessert nicht nur seine Fitneß und bekommt ein viel besseres Körpergefühl, man nimmt auch noch dabei ab. Wenn Sie etwa jeden zweiten Tag eine Stunde walken, werden Sie ganz unauffällig nach einem Monat ein Pfund abnehmen. Das können sechs Kilo im Jahr sein, oft genau die Menge, die viele als Übergewicht mit sich herumschleppen.

Nun noch einmal zu den Füßen, denen unser besonderes Au-

genmerk gilt. Wenn Sie sich dazu entschließen, mit dem Walking zu beginnen, schauen Sie sich auch Ihre Füße regelmäßig an. Zeigen sich nach dem Training Rötungen oder Schwielen? Werden die Füße durch die Schuhe richtig gestützt, oder bekommen Sie während des Gehens oder später Schmerzen an den Fersen oder unter den Gewölben? Das könnte auf einen falschen Laufstil zurückzuführen sein. Vielleicht sollten Sie eine Weile mit erfahreneren Walkern zusammen üben. Fragen Sie mal in einem Sportzentrum oder Ihrer Krankenkasse nach, Walking wird dort schon zunehmend angeboten.
Die Schmerzen können auch daher rühren, daß Sie die falschen Sportschuhe tragen. Bestehen Sie beim Kauf darauf, kompetent beraten zu werden, und sparen Sie nicht am Modell.

Wie geht's den Füßen dabei?

▶ Achten Sie darauf, daß die Sohle eine durchgehende Luftpolsterung besitzt, damit der ganze Fuß abgefedert wird und Ihre Füße genügend Platz haben. Probieren Sie beim Kauf die Schuhe mit dickeren Socken an und achten Sie darauf, daß alle Zehen genügend Spielraum haben. Nehmen Sie mindestens eine halbe Nummer größer als gewöhnlich. Es ist ja klar, daß der Fuß beim Training ein wenig anschwillt (mehr im Kapitel »Schuhe«).

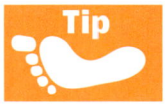

▶ Suchen Sie sich für das Training möglichst glatte Naturwege in Parks und Wäldern aus. Dann müssen Sie nicht dauernd auf den Weg vor sich achten und können aufrecht und schnell geradeaus gehen, ohne Angst zu haben, ständig umzuknicken. Der weiche Untergrund schont Ihre Füße und alle Gelenke des Körpers. Natürlich können Sie auf solchen Wegen auch so oft wie möglich barfuß gehen, wenn Sie den Weg kennen und keine Sorge haben müssen, Ihre Füße auf unebenem Gelände zu gefährden. Wunderbar ist es natürlich auch, barfuß am Strand zu walken, wenn er sehr flach verläuft. Denn das ist etwas, was ich auch erst kürzlich erfahren habe. Weder Jogging noch Walking eignen sich für einen schräg abfallenden Strand, weil dabei ständig ein Fuß tiefer tritt als der andere und Hüften und Kniegelenke unnötig ein-

Auf Naturwegen laufen

seitig belastet werden. Selbst wenn man auf dem Rückweg die Seiten wechselt, kann sich das zuletzt gestauchte Bein nicht so schnell wieder strecken und erholen.

Für den Alltag finden Sie jedenfalls in unseren Breitengraden genügend Wege für Ihre Walkingrunde. Selbst in den Großstädten gibt es Parks, begrünte Plätze oder ruhige Straßen. Da haben es die Amerikaner als Erfinder des Walking ungleich schwerer. Sie haben nicht einmal Bürgersteige in den Städten. Mit ihrem besonderen Sinn für Fitneß aber haben sie sich dennoch einiges einfallen lassen. Da gibt es inzwischen schon abgesteckte Walkingrouten auf den Flughäfen und abends eigens geöffnete Gebäude und Einkaufszentren, in denen die Leute im Freizeitdress über die Flure walken.

Sport für die ganze Familie Was noch für Walking spricht: Sie können Ihre Kinder, Ihre Tante und Ihren Vater dazu animieren, mitzumachen. Es ist ein Sport, der in jedem Alter ausgeübt werden kann und der keine besondere Sportlichkeit voraussetzt. In Rehabilitationskliniken wird Walking schon zunehmend bei Herzerkrankungen empfohlen. »Gesund durch richtiges Gehen« heißt das Bewegungsprogramm nach einem Infarkt, bei Rückenproblemen, Rheuma und Arthritis. Auch für Menschen mit psychischen Problemen ist regelmäßiges Gehtraining geeignet. Beklemmungen und Ängste entweichen auf die Dauer über die Bewegung und das Schwitzen nach außen. Außerdem eignet sich Walking auch sehr gut als Kommunikationsmittel. Im Gegensatz zum Joggen kann man sich dabei nämlich durchaus unterhalten.

Gymnastik und Pflege
»Wecken Sie Ihre Füße«

Wahrscheinlich geht es vielen von Ihnen nicht anders als mir –
ich mag keine Gymnastik. Dennoch ist mir durch die Beschäftigung mit den Füßen klargeworden, daß eine Bewegung über
das Laufen hinaus für unsere Füße absolut notwendig ist. Aber,
werden Sie sagen, die Leute haben früher doch auch keine
künstliche Fußgymnastik gemacht. Die liefen aber auch den
ganzen Tag irgendwo herum, brachten ganz andere Strecken
hinter sich, waren viel häufiger auf unebenen, nicht asphaltier-
ten Böden unterwegs, standen bei den zahlreichen Arbeiten in
Haus und Hof mal auf den Spitzen oder hockten auf den Fersen. Wir aber machen nur noch minimale Bewegungen, um die
Heizung anzudrehen oder den Staubsauger hin und her zu
schieben. Kurzum, wir müssen uns wieder Bewegung schaffen,
eher unauffällig und nebenbei ein bißchen Abwechslung in die
Monotonie des Stehens und Gehens bringen.

Bewegung ist alles!

Es geht dabei nicht nur darum, die Muskulatur der Füße zu verbessern, sondern auch ungesunde Knochenablagerungen abzubauen. Ein engagierter Arzt namens Bragg hat sich noch mit
86 Jahren hingesetzt und einen flammenden Aufruf zu diesem
Aspekt verfaßt. Auch er erinnert daran, daß durch übermäßigen
Fleisch- und Alkoholgenuß zu viele Purinstoffe im Körper gebildet werden, die sich in Harnsäurekristalle verwandeln und in
den Gelenken ablagern (siehe dazu auch Kapitel »Fußreflexzonenmassage«). »Da jeder Fuß 26 bewegliche Knochen hat,
ist es offensichtlich, daß die Füße besonders unter diesen Ablagerungen leiden. Nach und nach werden sie unbeweglich und
schmerzhaft«, schreibt er, betont aber auch, daß diese kristal-
lenen Ablagerungen sehr wohl wieder abgebaut werden können. Bragg mahnt deshalb gesundes Essen ohne zuviel tieri-
sches Eiweiß an und plädiert für ein tägliches, 10–30minütiges
»Wecken« der Füße durch Gymnastik, Massage und Pflege.
Da ich selbst weiß, wie schwer es ist, so ein tägliches Pflicht-
programm durchzuhalten, empfehle ich Ihnen:

Bauen Sie in Ihren Alltag ein paar ganz kleine Trainingsmomente ein. Dazu gehört, Aufzüge und Rolltreppen wie die Pest zu meiden. Ich bin immer wieder erstaunt über das eingefahrene Verhaltensmuster der Leute auf dem Weg zur Arbeit. Wie die Lemminge quellen sie aus der U-Bahn und streben alle der einen schmalen Rolltreppe zu, die sie nach oben bringen soll.

Treppe benutzen So bin ich oft die einzige von etlichen hundert Menschen, die allein die völlig leere Treppe direkt neben der Rolltreppe benützt. Gut für's Selbstbewußtsein, den Kreislauf und die Füße. Eine Freundin meinte dazu neulich kurz und bündig, ihr persönliches Fußtraining bestehe darin, jeden Tag zu Fuß durch ihr Stadtviertel zu laufen. Sie ist der Ansicht, nur Zufußgehen sei die menschengemäße Geschwindigkeit, um einander auch wirklich wahrzunehmen. Schon Fahrradfahren sei dafür zu schnell. Scheint was dran zu sein. Sie jedenfalls hat beim Zufußgehen schon die tollsten Leute kennengelernt.

Eine ältere Dame, die im Altersheim um die Ecke wohnt und bei Wind und Wetter ihre Runden dreht, erzählte mir, daß sie bei jeder Gelegenheit ihre Füße in den Schuhen bewege. »Immer, wenn ich auf meine Tischnachbarinnen warte, wenn ich im Bushäuschen stehe, oder sonntags in der Kirche sitze, kralle ich die Zehen zusammen und spreize sie, verdrehe die Füße, kippe sie von innen nach außen, steige von der Hacke auf die Zehen.«

Damit sind wir schon mitten in den Übungen, die auch ich Ihnen empfehlen möchte. Etliche von ihnen hat mir **Nicole Sippel** beigebracht, eine sehr engagierte Krankengymnastin, die in ihrer Arbeit den Füßen immer eine große Aufmerksamkeit widmet.

Am besten kopieren Sie sich die nächsten Seiten und hängen sie irgendwo hin, wo Sie immer wieder daran erinnert werden. Wenn Sie die Übungen barfuß machen, sind sie natürlich am effektivsten, etliche sind aber durchaus in Socken und auch in Schuhen möglich. Sonst ist Barfußlaufen die erste Wahl.

Verbinden Sie die Gymnastik möglichst mit ein paar alltäglichen Dingen, dann kann sie so ganz nebenbei zur Gewohnheit werden.

Nützliche Übungen, die sogar Spaß machen

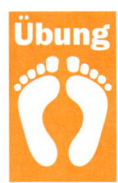

▶ Stellen Sie sich auf die Zehenspitzen, bleiben Sie ein wenig so, senken Sie langsam die Füße.

▶ Verlagern Sie das Gewicht auf die Fersen. Halten Sie kurz inne, und senken Sie die Füße langsam auf den Boden.

▶ Wechseln Sie vom Zehenstand auf die Ferse, erst langsam, dann immer schneller.

Beim Zähneputzen

▶ Laufen Sie auf Zehenspitzen durch den Raum, drehen Sie sich im Zehenstand um, verlagern Sie das Gewicht auf die Fersen und wandern Sie den gleichen Weg auf den Hacken zurück. Wenn es Ihnen schwer fällt, fangen Sie mit ein paar kleinen Tippelschrittchen an. Sie werden schon bald wieder eine bessere Balance bekommen.

▶ Wiederholen Sie die Übung, aber rückwärts. Gehen Sie auf den Zehenspitzen rückwärts. Drehen Sie sich um, verlagern Sie Ihr Gewicht, und gehen Sie eine Weile auf den Fersen rückwärts.
Sie müssen ausprobieren, wie weit Ihre Füße diese Übungen noch leisten können. Wenn Sie etwa eine sehr ausgeprägte X-Zehe oder starke Spreizfüße haben, ist der Gang auf Zehenspitzen nicht zu empfehlen.

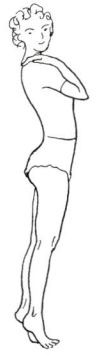

▶ Gehen Sie in ganz engen Schritten an einer imaginären Linie entlang. Mit der Ferse aufsetzen, sorgfältig über den ganzen Fuß abrollen. Das Gleichgewicht auch mit Hilfe der Arme halten.

▶ Während Sie in den Spiegel schauen: Stellen Sie die Füße etwas auseinander und gehen Sie locker in die Knie. Strecken Sie Ihren Po ein wenig nach hinten, und spreizen Sie gleichzeitig alle Zehen extrem auseinander und in die Höhe. Diese »Entenübung« entlastet Ihre Wirbelsäule und veranlaßt durch das Strecken der Zehen viele kleine Bewegungen im ganzen Körper.

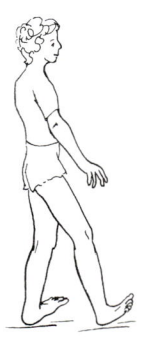

▶ Stellen Sie sich wieder normal hin, bleiben Sie locker in den Knien, und krallen Sie die Zehen fest in den Boden. Locker lassen und abwechselnd strecken und krallen.

▶ Spielen Sie »Scheibenwischen«. Schieben Sie den linken Fuß wie einen Autoscheibenwischer fest auf dem Boden in einem Winkel nach außen. Machen Sie das abwechselnd mit beiden Füßen. Diese Übung lockert auch die Hüftgelenke.

Beim Zeitunglesen

▶ Füße auf die Fersen stellen. Mit den Zehen und dem Vorderfuß verschiedene Figuren in die Luft malen – eine Ellipse, ein Quadrat, ein Dreieck und zum Schluß einen Kreis. Jetzt alle Figuren andersherum, was gar nicht so einfach ist, denn meist machen wir solche Übungen automatisch nur rechts- oder linksherum.

▶ Spielen Sie »Indianer« mit den Füßen. Schleichen Sie sich mit dem linken Fuß seitwärts weg. Robben Sie dabei leise mit den Zehen vorwärts, und ziehen Sie auf diese Weise den aufgerichteten Fuß nach. Schieben Sie am Ende den Fuß kräftig auf dem Boden zurück, verwischen Sie sozusagen Ihre Spur. Machen Sie das gleiche mit dem anderen Fuß.

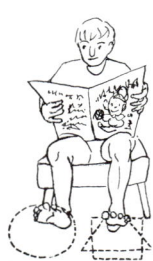

▶ Heben Sie beide Fersen hoch, drehen Sie sich auf den Vorderfüßen weit nach außen, setzen Sie die Füße ab. Wieder anheben, nach innen ziehen, nebeneinander abstellen. Öfter wiederholen. Der Vorderfuß bleibt fest auf dem Boden.

▶ Belasten Sie die Fersen. Heben Sie beide Vorderfüße hoch, schwenken Sie nach rechts, und stellen Sie sie ab. Jetzt heben Sie die Fersen und schwenken ebenfalls nach rechts. Einige Male geht es so nach rechts weiter, dann wandern Sie mit den Füßen hinüber auf die linke Seite. Erst langsam, dann immer schneller, hoch, runter, zick-zack. Vielleicht erinnern Sie sich, daß Sie früher unter der Schulbank öfter so mit Ihren Füßen getanzt haben.

▶ Heben Sie die Füße an den Innenseiten hoch. Bleiben Sie so ein bißchen. Klappen Sie die Füße wie ein Buch von innen her auf und zu. Machen Sie das gleiche mit den Außenkanten. Versuchen Sie, daß Ihre Knie dabei nicht zu sehr nach innen gehen.

▶ Ein Bein lang ausstrecken und hochheben, Fußspitze kreisen lassen, einmal rechts-, dann wieder links herum. Bein wechseln und mehrmals wiederholen.

▶ Zehen kräftig einrollen und loslassen. Abwechselnd auf einer Seite einrollen, auf der anderen ausstrecken.

▶ Die Ferse fest auf dem Boden lassen, die Innenkante des Vorfußes hochziehen. Wieder absetzen und nur die Außenkante des Vorfußes hochziehen. Das bedarf einiger Konzentration. Hin und Her, nur die Fußmuskeln arbeiten lassen, Knie und Hüfte bleiben ganz unbeteiligt.

▶ Mit einem Fuß den anderen Fußrücken entlanggehen und am Schienbein hinauf bis zum Knie schieben. Abwechseln.

▶ Füße gegenseitig reiben und massieren, wenn möglich, Zehen beider Füße ineinanderstecken und ein wenig hin- und herwringen.

▶ Die Füße abwechselnd in die Hände nehmen. Mit den Fingern den ganzen Sohlenbereich durchmassieren. Unterhalb der Mittelfußknöchelchen locker mit dem Daumen drücken, um das Quergewölbe aufzurichten.

▶ Die große Zehe locker in ihrem Gelenk hin- und herbewegen. Zur Innenkante ziehen, so daß sie ganz gerade steht. Die lange Sehne, die oberhalb der Großzehe verläuft, massieren und dehnen.

▶ Auch alle anderen Zehen in ihren Gelenken lockern und vorsichtig langziehen. Eine Zehe unter dem Druck der Finger beugen, die nächste hochziehen. Immer abwechselnd, beugen und anheben.

▶ Die Haut zwischen den einzelnen Zehen mit den Fingern nehmen und kräftig durchwalken. Durchaus auch ein bißchen quetschen und ziehen. Manche Leute haben damit anfangs große Probleme und empfinden diese Übung als unangenehm. Sie wirkt aber sehr belebend und durchblutungsfördernd und ist eines meiner besten (Geheim-) Mittel, um kalte Füße loszuwerden.

Beim Fernsehen

**Apropos
»kalte Füße«**

Wußten Sie, daß die Fußsohle durchschnittlich nur 32,5 Grad Celsius warm ist, die Großzehe sogar nur 31 Grad? Die normale Körpertemperatur beträgt dagegen rund 37 Grad. Ein weiterer Wärmeentzug bekommt den Füßen entsprechend schlecht. Wenn Sie also zu kalten Füßen neigen, verhätscheln Sie sie besonders durch warme Socken, Gymnastik, Massage und Wechselbäder.

▶ Noch eine schöne Übung für Menschen, die leicht im Schneidersitz sitzen können. Nehmen Sie den rechten Fuß mit der linken Hand, und verschränken Sie die Finger mit den Zehen wie zum Gebet miteinander. Das gleiche machen Sie mit dem linken Fuß und der rechten Hand. Das sieht zwar ein bißchen komisch aus, dafür sind Sie jetzt rundum verbunden, Energie und Wärme fließen sozusagen im Kreis.

▶ Legen Sie sich ein paar kleine Gegenstände auf den Boden, die Sie während des Fernsehens immer mal wieder mit den Zehen hochheben (siehe auch »Mit Kindern«).

**Heimliche
Bürogymnastik**

Fußeln Sie ruhig im Büro.

Krallen Sie immer mal wieder Ihre Zehen zusammen, und strecken Sie sie aus. Kippen Sie die Füße hin und her, verdrehen Sie das Fußgelenk.

Deponieren Sie einen Tennisball unterm Schreibtisch. Ziehen Sie zwischendurch einen Schuh aus, und rollen Sie mit dem Fuß über dem Ball hin und her. Sie können das auch im Stehen machen. Aber Achtung, das kann anfangs ziemlich weh tun.

**Mit Kindern
oder (nach einer
Flasche Wein)
mit Freunden**

▶ Legen Sie ein Halstuch auf den Boden, nehmen Sie es abwechselnd mit den Zehen des linken und rechten Fußes hoch und winken ein paar Mal in die Runde.

▶ Stellen Sie sich an den Rand des Tuches und ziehen Sie es mit den Zehen beider Füße immer näher zu sich heran, bis es ganz unter Ihren Zehen verschwindet.

▶ Tragen Sie ein paar nette Kleinigkeiten zusammen, die ohne gefährliche Ecken und Kanten sind, zum Beispiel einen Radiergummi, Stifte, eine Uhr, eine Kette, einen Löffel, große Knöpfe etc. Machen Sie einen Wettbewerb daraus, die Dinge nacheinander mit den Zehen zu greifen und von einem Punkt zum anderen zu tragen.

Machen Sie einen Wettbewerb!

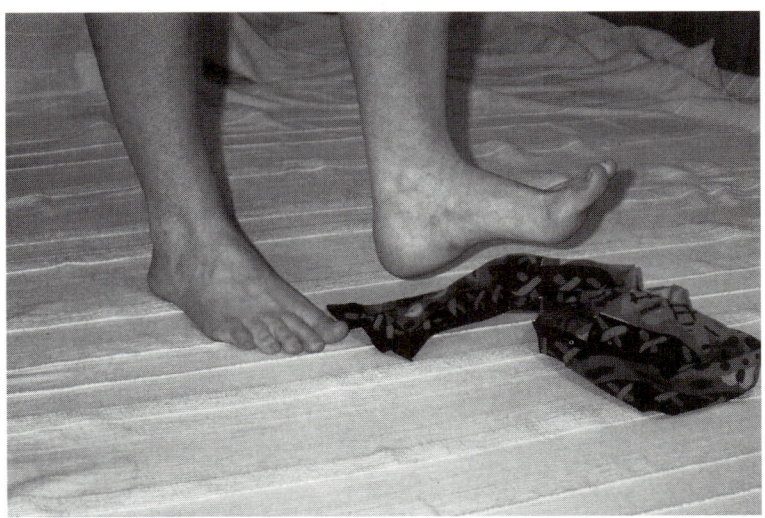

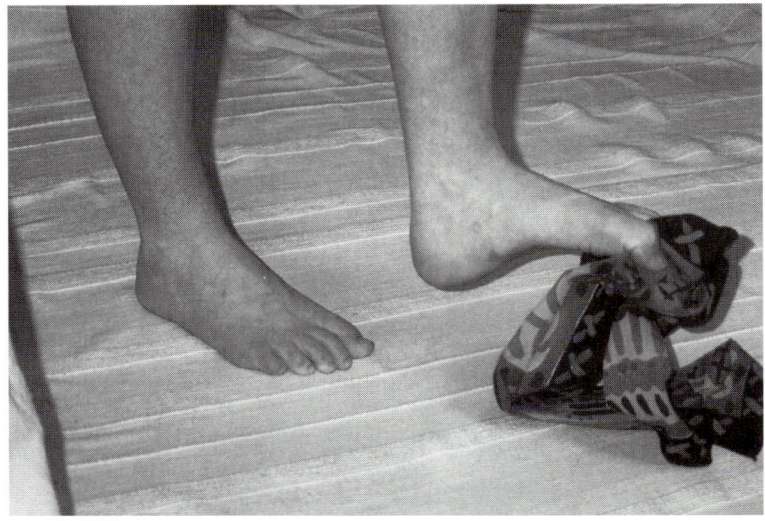

▶ Legen Sie ein Seil mitten ins Wohnzimmer oder in den Flur, so daß man bei jeder Gelegenheit barfuß oder auf Socken darüber balancieren kann.

▶ Setzen Sie sich auf den Fußboden und halten Sie mit einem Fuß ein großes Stück Papier fest. Stecken Sie einen Stift zwischen die Zehen des anderen Fußes und versuchen Sie, ein Bild zu malen. Zumindest ein paar Kringel werden Ihnen gelingen.

▶ Etwas für Könner! Nehmen Sie das gleiche Papier und versuchen Sie, es in zwei Stücke zu reißen. Danach reißen Sie noch einmal die kleineren Stücke entzwei, nehmen die Schnipsel mit den Zehen auf und lassen sie in den Papierkorb fallen. Sie werden sehen, um wieviel leichter dieses Spiel den Kindern fällt.

Massage für die Füße

Morgens unter der Dusche

▶ Waschen Sie nicht nur nebenbei Ihre Füße, sondern begrüßen Sie sie. Nehmen Sie eine Ferse in die Hand, und bewegen Sie den Fuß in seinem Gelenk. Massieren Sie jede einzelne Zehe hin und her, streichen Sie über den Fußrücken ein paar mal hinauf zur Wade und zum Schienbein. Dauert im Schnellverfahren eine Minute pro Fuß.

Barfuß im Park

▶ Erinnern Sie sich noch an diesen alten Film? Machen Sie es genauso, benehmen Sie sich einfach wie ein verliebter Teenager. Wenn Sie irgendwo spazierengehen, ziehen Sie Schuhe und Strümpfe aus und laufen Sie über die Wiese, egal, ob es gerade Sommer ist und trocken, ob die Wiese naß ist oder ob Schnee liegt. Wichtig ist nur, hinterher schnell wieder in die Schuhe zu steigen und weiterzugehen. Dann werden Sie sich auch nicht erkälten, sondern einfach nur sehr beschwingt fühlen.

Testen Sie Ihre Reflexzonen

▶ Schön wäre es, wenn jede Stadt so etwas besitzen würde wie der kleine Ort Sobernheim an der Nahe. Dort gibt es einen Barfußpfad, der sich über einige Kilometer am Fluß entlangzieht.

Charleston am Strand

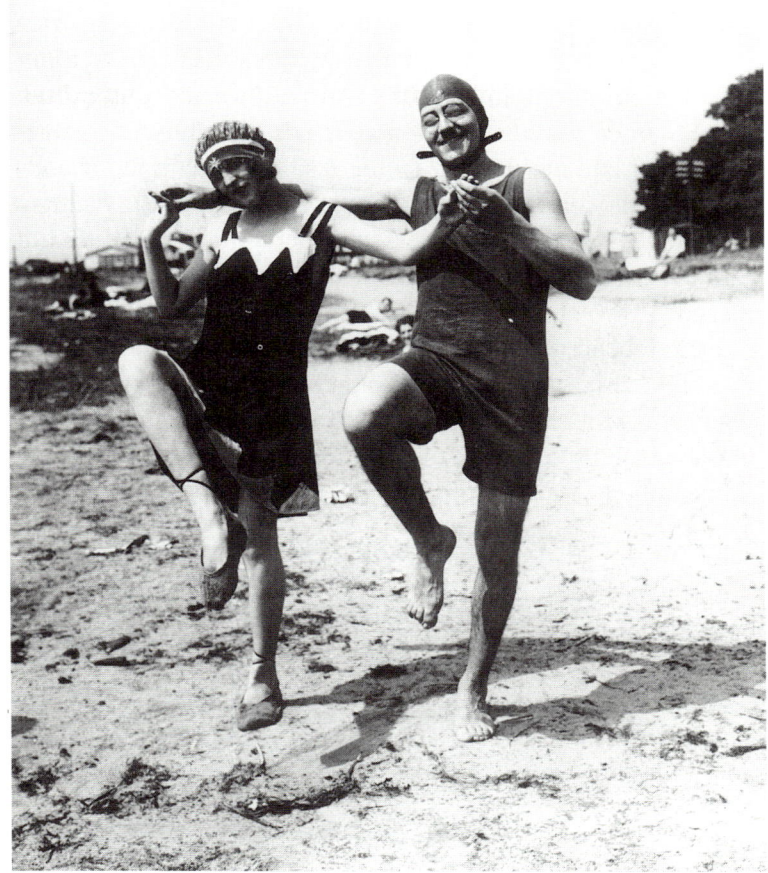

Man stellt seine Schuhe am Anfang ab und läuft über die verschiedensten Bodenbeläge, wie Gras oder Sägemehl, Kies und
Steine. Zwischendurch versinkt man in wunderschönem dicken
Matsch, tappt anschließend durch gehäckselte Baumrinde, die
wie ein Schuh am Fuß kleben bleibt und wäscht sich am Ende
die Füße im Wasser.
Eine tolle Idee, die man vielleicht in seiner eigenen Stadt auch
durchsetzen könnte. Es ist natürlich für Familien und Freunde
ein besonderer Spaß und ein hervorragendes Stimulans für die
Fußreflexe.

**Kaufen Sie
sich eine Kiste**

▶ … oder lassen Sie sich eine schenken. Ich habe an meinem Geburtstag gleich vier bekommen, hübsche kleine Holzkisten, von denen die eine mit großen Steinen, die anderen mit Kastanien, mit Blähton (für Hydrokultur) und mit Erbsen gefüllt sind. In diesen Kisten gehe ich zum Beispiel spazieren, während ich in der Zeitung lese oder wenn ich abends nach Haus komme und kalte Füße habe. Wenn Sie nicht so viel Platz haben, stellen Sie doch eine in Ihr Bad, gefüllt mit unterschiedlich großen Steinen und gewaschenem, groben Sand. Eine sehr empfehlenswerte Nebenbei-Massage, witzig, belebend und sehr durchblutungsfördernd.

Es gibt natürlich auch etwas schlichtere Möglichkeiten, die Füße zu massieren. Da gibt es etwa »bioenergothermische« Schuheinlagen, die über unterschiedliche Wärmeentwicklung wirken sollen. Andere propagieren die wassergefüllte Einlage

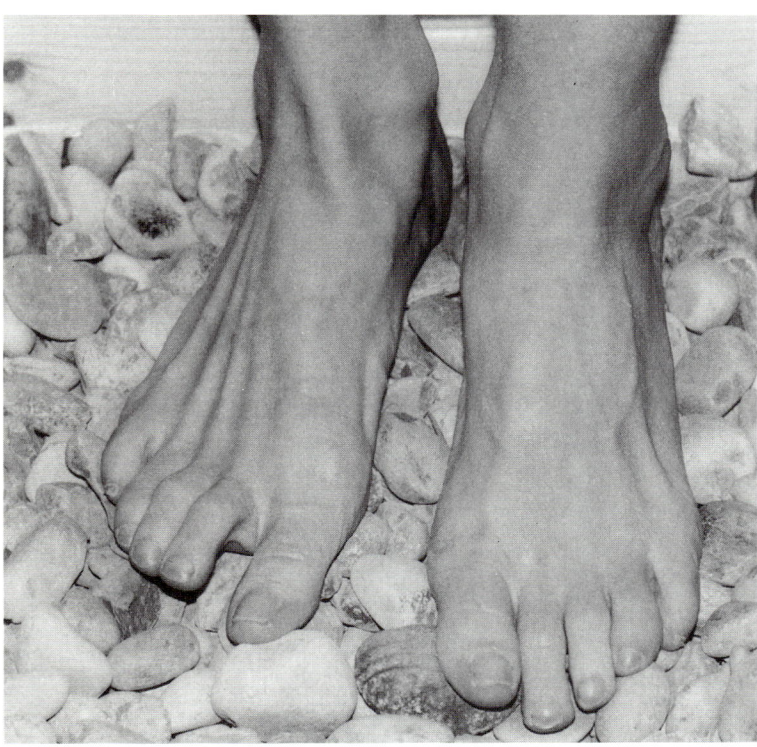

oder die mit einem speziellen Gel ausgestattete Einlegesohle. Seit langem gibt es auch Schlappen, deren Sohlen mit unterschiedlich langen Gumminoppen ausgestattet sind, die bei jedem Schritt die Fußsohle stimulieren.

Sie können auch kleine Plastikmatten kaufen, die durch verschiedene Erhöhungen und Vertiefungen unebenes Gelände nachahmen auf dem man hin- und hergeht.

Außerdem gibt es eine ganze Reihe von Fußrollern aus Holz oder Plastik, über die Sie die Füße hin- und herbewegen können. Manche haben eine, andere bis zu zwölf Rollen, was in erster Linie einen großen Preisunterschied mit sich bringt. Wichtig ist nur, sie auch zu benutzen.

Alle diese Hilfsmittel bekommen Sie in Sanitätsfachgeschäften und im Orthopädie-Fachhandel.

> Neueste Untersuchungen bestätigen, daß Menschen, die regelmäßig Klavier spielen, im Durchschnitt älter werden als andere, wie etwa die Pianisten Horowitz (86 Jahre), Serkin (88), Rubinstein (95). Man führt das auf die häufigen kleinmotorischen Bewegungen der Hände und Finger zurück, die sich positiv auf den ganzen Körperbau auswirken. Es ist naheliegend, den Füßen und Zehen eine ähnliche gesundheitsfördernde Funktion zuzuordnen, sofern sie täglich in ausreichendem Maße bewegt werden.

Bewegliche Füße erhalten jung

Tips zur Pflege:

Dazu habe ich an den verschiedensten Stellen dieses Buches schon so viel gesagt, daß ich es hier nur noch einmal zusammenfassen möchte.

▶ Geben Sie Ihren Füßen mehr Aufmerksamkeit. Waschen Sie Ihre Füße jeden Tag und verbinden Sie immer ein bißchen Massage damit. Widmen Sie ihnen einmal in der Woche mehr Zeit, entweder nach dem Baden oder Duschen oder

Tägliche Massage

einem Fußbad. Dazu gibt es die verschiedensten Zusätze mit Kräutermischungen aus Rosmarin, Thymian, Beinwell, Kamille oder Teebaumöl. Dabei kommt es in erster Linie auf Ihre Nase an, welchem Mittel Sie den Vorzug geben.

Wenn die Haut der Füße ein wenig aufgeweicht ist, rubbeln Sie die Hornhaut mit einem Bimsstein oder einer Hornhautfeile ab.

▶ Kräftigen Sie Ihre Füße, in dem Sie sie mit einer Handbürste rundherum ordentlich abbürsten. Wenn Sie nicht zu kitzlig sind, nehmen Sie eine Zahnbürste, funktionieren Sie diese zur Zehenbürste um und bürsten Sie damit die Seiten der Zehen und die Zehenzwischenräume.

Übertreiben Sie es aber nicht. Die Haut ist ein Schutzorgan und sollte nicht »zerbürstet« werden.

▶ Duschen Sie die Füße am Schluß kalt ab, bei müden Füßen und labilem Kreislauf können Sie sie auch noch einige Male im Wechsel heiß und kalt duschen.

Trocknen Sie Ihre Füße gründlich ab. Vergessen Sie nicht, die Zehenzwischenräume sorgfältig abzutupfen.

Schneiden Sie Ihre Fußnägel immer gerade ab

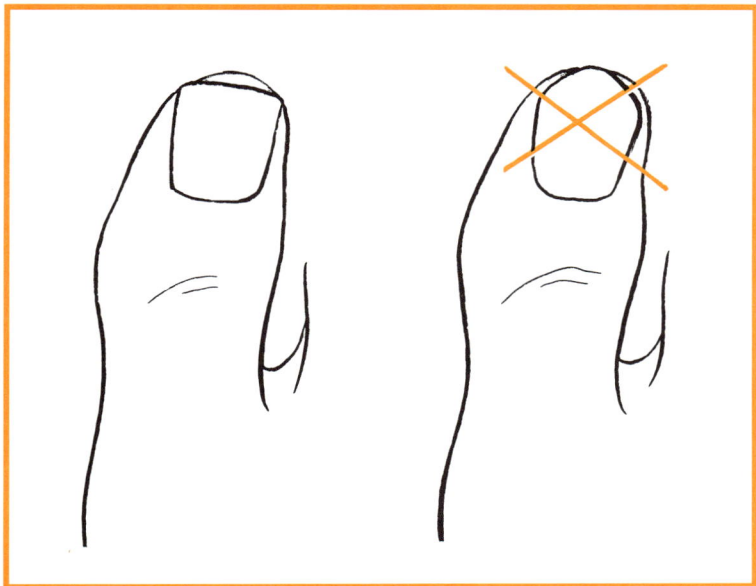

▶ Verwöhnen Sie Ihre Füße mit einer leichten Fettcreme. Es gibt eigens für die Füße entwickelte Cremes, die vor allem gegen Risse und Schrunden wirken und auch gegen schwitzende Füße geeignet sind. Probieren Sie aus, was Ihnen guttut. Wichtiger als die Art der Creme ist auf jeden Fall der damit verbundene Massageeffekt. Tragen Sie die Creme mit rotierenden Bewegungen zuerst auf der Sohle auf, dann auf den Seiten, dem Fußspann bis über die Knöchel hinauf.

▶ Schneiden Sie Ihre Zehennägel nach dem Baden. Dann sind sie weicher und reißen nicht ein.

Schere oder Nagelzange

Schneiden Sie die Zehennägel in einer geraden Linie ab. Scharfe Kanten können Sie vorsichtig abrunden oder mit einer Feile glätten.

Probieren Sie aus, ob Ihnen eine normale Nagelschere genügt oder ob Sie mit einer gröberen Schere für die Fußnägel besser zurechtkommen. Manche schwören auch auf spezielle Nagelzangen, wenn sie besonders kräftige Nägel haben.

Rund um die Schuhe

Sind doch die Schuhe schuld?

Statt der
Schutzhülle
eine Putzhülle

Schuhe! Für viele eine Leidenschaft, für viele ein leidenschaftlich diskutiertes Thema. In den letzten Jahrhunderten schrieben immer wieder Ärzte, engagierte Schuhmacher und selbsternannte Philosophen ermahnende, verschrobene oder bissige Kommentare über die »Dummheit der zivilisierten Welt«, aus der »ursprünglichen Schutzhülle« unbedingt eine »modische Putzhülle« machen zu müssen.

»Meine Füße werden nur krank in engen Schuhen«, notierte schon Goethe vor zweihundert Jahren in seinem Tagebuch. Er wußte, was man den Füßen mit solchen Schuhen antat, hatte er doch bei seinem zweiten Aufenthalt in Rom bei einem bildenden Künstler Füße zu modellieren gelernt »nach vorgängigem Studium der Knochen und Muskeln« und nach dem Vorbild »der schönsten antiken Füße«.

»Schuhe sollten doch eine Wohltat für die Füße sein«, grübelte 1935 der Arzt Max Lange in einem Aufsatz über den »Plattfuß als soziales Problem«. »Statt dessen ist der Fuß der Sklave des Schuhs geworden.« Schon 1866 hatte der Arzt C.E. Bock in der Zeitschrift »Gartenlaube« gefragt: »Wieso kommen Schuhmacher nur auf die Idee, die Füße in einen möglichst kleinen Raum zu packen?« Ein Armutszeugnis nannte der Arzt H. Hoppler 1949 in der Zeitschrift »Der Hausarzt« das gleichgültige Verhalten seiner Patienten: »Da hat das Menschenkind ein paar elastische, federnde, nach architektonischen Gesetzen wunderbar gebaute Füße. Und geht hin, steckt den Fuß in ein enges, spitzes Futteral, so daß die Zehen aneinandergequetscht werden wie die Heringe in der Büchse.«

»... wie Heringe in
der Büchse«

Andere zeigten wenig Bedauern für einem Menschen, der sich über all den modischen Firlefanz seiner Zeit nicht hinwegsetzte und sich entsprechende Fußprobleme einhandelte. »Ein armer Tropf, arm an Lebensfreuden, arm an Brauchbarkeit«, schrieb

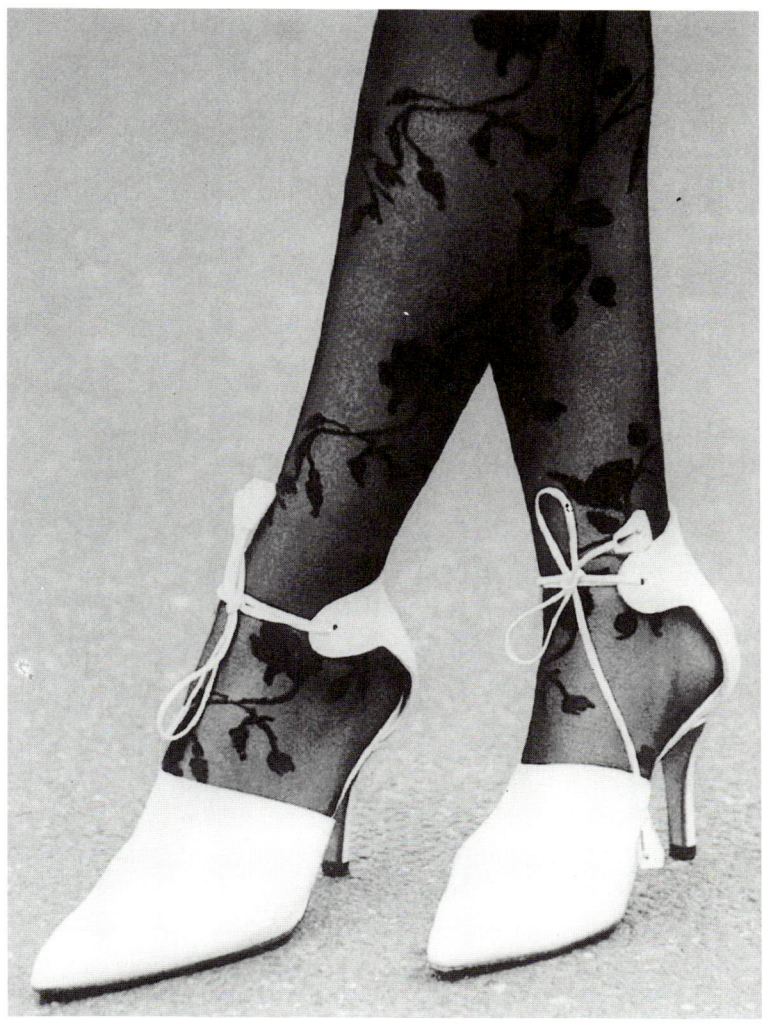

der engagierte Schuhmachermeister Gregor Urban in seinem Schuhbrevier von 1827. Kritischere Zeitgenossen forderte er auf, Paßform und Qualität der Schuhe genau zu überprüfen und bei der geringsten Beanstandung sofort an den Schuhmacher zurückzugeben: »Denn Meister, Schuhe und Stiefel sind zu Hunderten und Tausenden zu finden, neue und gesunde Füße für verdorbene bekommt man aber nirgends.«

Neue Schuhe gibt es, neue Füße nicht

Es ist also ein altes Lied, diese Abhängigkeit von der »rücksichtslosen Tyrannin Mode«, ein Lied, das von dem Verhaltensforscher Konrad Lorenz noch ein bißchen sexistisch verfeinert wurde: »Die allmächtige Tyrannin Mode, das dümmste aller dummen Weiber.«

VORBEI MIT DER TYRANNIN MODE?

Nun aber zum Hier und Jetzt. Lassen wir uns denn immer noch auf solche modischen Spielchen ein? Kaufen wir immer noch unbesehen Schuhe, die gerade im Regal stehen? Setzt jeder gesunde Menschenverstand aus, nur weil »man« dieses Jahr wieder spitz trägt? Die Zahlen, die ich zum Thema Fußgesundheit zusammengetragen habe, sprechen schon dafür. Wenn drei von vier Erwachsenen geschädigte Füße haben, läßt sich der Zusammenhang mit den Schuhen einfach nicht verleugnen (über Kinder reden wir in einem eigenen Kapitel).

Epidemie der Fußkrankheiten

Dies bestätigen auch Untersuchungen aus Japan. Dort trug man bis nach dem Zweiten Weltkrieg überwiegend traditionelle, einheimische Sandalen mit einem Zehenriemen, kombiniert mit den sogenannten Tabi-Socken, die wie Fäustlinge ein eigenes Abteil für die große Zehe besaßen. Nachdem sich auch dort die westliche Mode und damit unsere typischen Schuhe durchsetzten, nahmen die bis dahin unbekannten Fußprobleme, Knie- und Hüftschäden rapide zu.

Ähnliche Häufungen bestimmter Fußerkrankungen machten sich bemerkbar, nachdem im Westen immer mehr Männer in Turnschuhen oder Cowboystiefeln herumliefen.

Die 60er-Jahre-Mode

Immerhin aber sieht es so aus, als seien die schlimmsten Zeiten des modischen Diktats vorbei. Es hat sich doch – im Straßenbild durchaus sichtbar – in den letzten Jahren eine größere Toleranz durchgesetzt, niemand »muß« mehr eine ganz bestimmte Schuhmode mitmachen. War es in den sechziger Jahren noch so, daß beinahe die gesamte weibliche Bevölkerung – wenigstens die unter fünfzig – mehr oder weniger kurze Miniröcke trug, da-

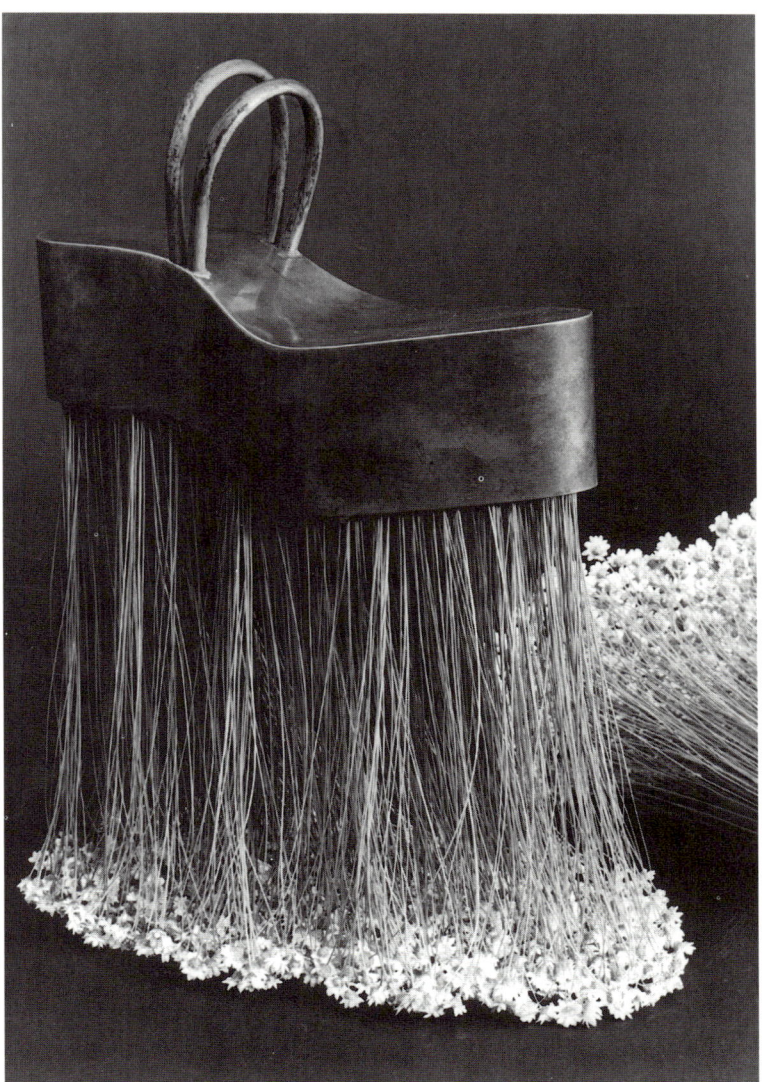

nach auf hohe Plateausohlen kletterte oder die Füße in schmale, weiße Kinderstiefel steckte, wurde die nächste Welle der eleganten Pumps schon von einem gewissen Murren begleitet. Natürlich ist dieser elegante und formschöne Schuh für immer ein Klassiker – bestimmte Kleider und Abendroben lassen sich mit keinem anderen Schuh kombinieren – als *die* Fußbekleidung aber hat er sich seither nicht mehr durchsetzen können. Das hängt in erster Linie damit zusammen, daß Frauen mehr und mehr lange Hosen tragen und dies gut mit kleineren Absätzen und flachen Schuhen kombinieren können.

Springerstiefel und Doc's

Überhaupt trägt wohl die gesellschaftliche Veränderung hin zu einem mehr androgynen Menschentyp dazu bei, daß es weniger extreme Schuhmoden gibt. Anteil haben daran natürlich auch die Turnschuhe, aber auch die legeren Boots, die Springerstiefel oder die berühmten DocMartens, die mit Begeisterung von beiden Geschlechtern getragen werden.

Von daher können wir der weiteren Entwicklung auf dem Schuhmarkt gelassen entgegensehen. Ich glaube, daß es uns mit den bequemeren Schuhen gehen wird wie mit dem immer besser werdenden Weinangebot. Wer einmal einen guten trockenen Wein getrunken hat, läßt sich wohl kaum noch auf einen »perlenden Lambrusco« mit all seinen Nebenwirkungen ein.

Das kann dann allerdings zu extremen Entschlüssen führen, wie ich neulich in einer dichtgedrängten Menge während einer Vernissage aus Versehen erlauschte. Da unterhielten sich drei, vier Frauen über die neueste Mode, und eine berichtete, daß in New York die High Heels wieder stark im Kommen seien. »Ich schwöre euch«, antwortete ihre Freundin, »bevor ich wieder in solchen Stöckeln herumlaufe, bringe ich mich lieber um!«

»Da bringe ich mich lieber um«

Nun muß sie diesen Quatsch ja nicht mitmachen und auch der subtile Druck, den etwa Bankchefs noch vor zehn, zwanzig Jahren in punkto Kleider- und Schuhordnung auf ihre Angestellten ausübten, hat ganz augenscheinlich nachgelassen. Dies kam auch bei einer Umfrage der Zeitschrift »Cosmopolitan« heraus, die sich kürzlich in großen Unternehmen umhörte, welches Outfit man sich dort für die ideale Mitarbeiterin wünschte. Speziell zu den Schuhen hieß es bei den meisten »halbhohe Absätze«, eine Großbank wollte lieber »klassische Slipper als hochhackige Pumps« im Haus sehen, und ein Autohersteller der besseren Sorte wünschte, daß man »eher ältere teure als neue billige Schuhe« tragen möge.

In meinen eigenen Umfragen zum Thema Schuhe bekannten sich die meisten Frauen zu einem etwas ambivalenten »Schuhverhältnis«. Viele meinen, daß sie zunehmend auf ausreichend bequeme und gut gemachte Schuhe achten, aber ab und zu eben »einen Rappel kriegen«. »Dann muß ich mir unbedingt irgendein Paar schrille Hacken zulegen«, erzählt die eine, während andere vor allem bei schmalen, handschuhweichen Hosenstiefeln schwach werden oder jedes Jahr wenigstens ein Paar nach der neuesten Mode brauchen, »weil ich Angst habe, sonst immer so bieder zu wirken«.

Die Sorge, nicht elegant auszusehen oder unweiblich, verfolgt leider noch immer überraschend viele Frauen. Aber es ist natürlich auch die Lust, sich zu schmücken und dieses Schönheitssymbol ganz gezielt im Spiel mit dem anderen Geschlecht einzusetzen. Was da aber genau passiert, wenn die Frauen in ihre Pumps steigen, das haben männliche Ärzte auf ebenso nüchterne wie treffende Weise formuliert:

Qualität vor Masse

Im Jahr 1740: »Die Stöckel machen den Frauen einen wollüstigen und in der Schwebe gehaltenen Gang.«

(Dr. Jakob Winslow)

... Frauen und Pumps ...

Im Jahr 1980: »Absätze strecken das Erscheinungsbild weiblicher Beine beträchtlich, drücken den Po kräftig heraus und verkürzen die Schrittlänge – alles sehr zum Nutzen der männlichen Augenlust. Das sind die Vorteile. Die Auflistung der Nachteile ist länger …«   *(Prof. Dr. Wolfgang Arendt)*

Im Jahr 1990: »Der Absatz sorgt dafür, daß die Konturen der Waden besser hervortreten und die Knie leicht nach vorn gehen, während die Muskeln des Pos unwillkürlich angespannt werden. Der Gang wird graziler, tastender und löst beim männlichen Betrachter einen sexuellen Schlüsselreiz aus, der im täglichen Leben unterdrückt wird. Was bleibt, ist eine Assoziation, die der Trägerin Attraktivität bestätigt.«

(Dr. Klaus-Dieter Thomann)

Der Preis dieser Attraktivität ist hoch. Der Schriftsteller Gustave Flaubert brachte dies vor rund 150 Jahren – sehr kühl und anscheinend aus Erfahrung – auf den Punkt:

»Was Frauen leiden, wissen nur Gynäkologen und Schuhmacher.«

☆

»Also, ich gestehe freiwillig, daß ich mit Schuhen einen ganz schönen Unsinn getrieben habe«, offenbart mir meine alte Freundin Maja. »Ich habe jahrelang zu kleine Schuhe gekauft ,und ich habe keinen Wert auf Qualität gelegt.« Sie war immer die Größte unter den Mädchen gewesen und hatte entsprechend große Füße. »Heute zahlen es mir meine Füße heim, daß ich sie immer in zu kleine, enge Schuhe gezwängt habe. Ich habe einen ausgeprägten Ballen und Probleme, längere Zeit ohne Schmerzen zu laufen und zu stehen.« Sie rettet sich inzwischen mit einer pfiffigen Idee, kauft sich fast nur erstklassige, flache Männerschuhe, die grundsätzlich weiter geschnitten sind als Damenschuhe in der gleichen Größe. »Ich bin ohnehin ein klassischer Hosen-Typ«, meint sie und findet, daß diese Schuhe eher elegant als männlich an ihr wirken.

Vielleicht auch Männerschuhe tragen

Es gibt aber auch einen anderen Typ Frau, der sich bei den Schuhen weder um Mode noch Qualität kümmert. Solche Frauen stecken ihre Füße am liebsten in alte, ausgeleierte Slipper, tragen aber oft gleichzeitig teure Kleidung dazu. Oben hui, unten pfui, könnte man das auch nennen. Damit aber tun sie sich wirklich gar keinen Gefallen. Für die Füße sind solche Schuhe eine Zumutung und zugleich ist der gesamte Eindruck »im Eimer«. Das schickste Jackett, die frechste Frisur, alles wird durch billige, schlechtsitzende Schuhe zunichte gemacht. Das wird Ihnen jede geschulte Verkäuferin, jeder erfahrene Personalberater sofort bestätigen.

Pfusch leisten sich im übrigen auch die Männer. Auch da gibt es den Typ, der ständig in den gleichen ausgebufften Schnürschuhen herumläuft, schlecht sitzenden Billigtretern, die meist auch noch monatelang nicht geputzt werden. Dabei ist das doch eigentlich eine Domäne der Männer. Herren-Magazine haben schon ganzseitige Anleitungen veröffentlicht, wie und womit gute Schuhe geputzt werden müssen. Da wird nicht nur abgebürstet und eingeschmiert, da geht es wie beim Eierkochen um eine Wissenschaft: einreiben, ruhen lassen, polieren, noch mal stehen lassen und mit einem zusammengedrehten Damenstrumpf den echten Glanz schaffen.

Männer und Schuhputzen

Dieser Aufwand scheint sich zu lohnen, schauen doch Portiers in besseren Hotels und Kellner in teuren Lokalen Männern immer auf die Schuhe. »Wenn der Mann keine blitzblank gepflegten Schuhe trägt, kriegt er auch sonst nichts auf die Reihe«, diese Art der Einschätzung ist oft in der Dienstleistungsbranche zu hören. Auch ein Modemacher wie Helmut Lang mißt dem Schuhwerk enorme Bedeutung zu: »Gute Schuhe sagen, daß ein Mann charakterliche Vorzüge hat, die im verborgenen liegen.« Zu einem ähnlichen Ergebnis kam auch schon der Schriftsteller Ludwig Thoma. Er machte sich Gedanken über »die Schuhe, diese größten Verräter des menschlichen Charakters«.

Was Füße verraten

Die Füße gelten als der »ehrlichste«Körperteil des Menschen. Während Frauen und Männer meist in der Lage sind, ihre Hände oder den Gesichtsausdruck zu kontrollieren, sind die Füße meist unbewußt am Geschehen beteiligt. Bei Nervosität, Unsicherheit oder Wut wippt man mit ihnen hin und her, zieht die Zehen zusammen oder stampft den Fuß in den Boden. Schade, daß die Füße der RednerInnen im Bundestag fast immer hinter dem Pult, die Füße der Kollegen bei der Konferenz fast immer unterm Tisch verschwinden.

Die Füße wenden sich auch automatisch demjenigen zu, der uns in einer Gesprächsrunde am meisten interessiert. Es kann also sein, daß Sie zwar mit Ihrem Schwiegervater sprechen, Ihre Füße aber in Richtung der netten Nachbarin zeigen.

Ziehen Sie Ihre ganz persönliche Schuhbilanz

Am Anfang dieses Buches habe ich Ihnen erzählt, wie es mir mit meinen Schuhen erging. Ich schlage Ihnen vor, ganz ähnlich wie ich vorzugehen. Sonntags nach dem Frühstück wäre eine gute Zeit, Ihre ganz persönliche Schuhbilanz zu ziehen. Da sind Sie ausgeruht, und das Licht ist hell genug für einen kritischen Blick. Reihen Sie alle Ihre Schuhe nebeneinander auf, die feineren zuerst, dann die gemütlichen, die Turnschuhe, die Wanderschuhe und so weiter. Jetzt brauchen Sie einen genauen Abdruck Ihrer Füße. Dafür gibt es ganz verschiedene Methoden. Wenn Sie sich einen Spaß daraus machen wollen, **Zeichnen Sie** streuen Sie eine Schicht Mehl auf den Boden. Cremen Sie Ihre **Ihren Fußumriß** Fußsohlen ein wenig ein und treten Sie in das Mehl. Sie werden einen hübschen Fußabdruck hinterlassen. Für die nüchterne Methode brauchen Sie nur weißes Papier (notfalls reicht auch eine Zeitung), einen Bleistift oder dickeren Farbstift. Stellen Sie die Füße gerade nebeneinander, und zeichnen Sie die Umrisse aufs Papier. Bemühen Sie sich, dabei fest zu stehen, das Gewicht nicht zu verlagern und nicht zu wackeln. Noch leichter ist es natürlich, wenn ein anderer Ihren Fußumriß zeichnet. Nun schneiden Sie zur besseren Verdeutlichung noch die Umrisse Ihrer Füße aus dem Papier aus.

Ein uraltes Rezept ...
Aus dem Gesundheitskatechismus von Dr. B. Chr. Faust von 1794:

Ein uraltes Rezept   *»Nimm den Fuß meinetwegen Deiner jungen schönen Frau, entkleide ihn von Schuh und Strumpf, stelle ihn auf einen Bogen Papier, und umziehe seinen Umriß mit einem Bleistift. Die so erhaltene Kopie eines normalen menschlichen Fußes vergleiche nun mit einem Schuh oder Stiefel von ... in Berlin oder irgendeinem Schuhkünstler in Paris (zu Deiner Ehre hoffe ich, läßt du im Vaterlande arbeiten) und versuche, ob Du irgendeine Ähnlichkeit zwischen der natürlichen und der Kunstform entdecken kannst. Sicherlich wirst Du erstaunen, wie der*

Mensch zwei so inkommensurable Objekte (nicht miteinander vergleichbare Dinge, Anm. d. Verf.) immer und immer wieder in so nahe Beziehungen, wie sie zwischen Schuh und Fuß herrschen, zu bringen versucht …«

So sehen Ihre Füße also von unten aus, wenn Sie mit Ihrem ganzen Gewicht darauf stehen. Ist der Umriß länger oder breiter, als Sie Ihre Füße sonst von oben herab empfinden? Wenn Sie die beiden Abdrücke aufeinander legen, ist da einer länger oder breiter als der andere? Ein großer Teil der Menschen hat nämlich zwei unterschiedlich große Füße, weiß es nur sehr häufig nicht und wundert sich, warum ein Fuß mehr Probleme macht oder weshalb ein Schuh schlechter als der andere sitzt. Nun legen Sie die Abdrücke nacheinander neben jedes Paar Ihrer Schuhkollektion. Stellen Sie die linken oder rechten Schuhe jeweils über den entsprechenden Fußabdruck. Na, wie viele Schuhe sind·schmaler als Ihr Fußabdruck? Ganz sicher einige.

Wenn Sie schon beim Malen sind, können Sie auch noch die Umrisse all Ihrer Schuhe aufmalen – oder aber verschiedene Schuhe exakt an den Sohlen aufeinander halten. Auch das ist aufschlußreich, weil sie wahrscheinlich alle ganz unterschiedlich breit und auch keineswegs gleich lang sind. Das ist etwas, was viele nicht wissen, leider auch die meisten VerkäuferInnen nicht: Nicht überall, »wo Größe 40 drauf steht, ist auch Größe 40 drin«, und (die englische) Größe $6^{1}/2$ ist nicht das gleiche wie (die französische) Größe 40. Es handelt sich um ganz verschiedene Maßsysteme. Nach dem englischen Zollmaß beginnt die Größe 1 etwa bei 11 Zentimetern, der französische Stich zählt bei dieser Länge schon 16. Ein Stich ist jeweils $6^{3}/4$ Millimeter lang (siehe auch Tabelle). Außerdem gibt es noch unterschiedliche französische oder italienische Leisten, so daß auch nicht jede Weite übereinstimmt (das will die EU aber demnächst bestimmt alles genau regeln!). Sehen Sie also Ihre Schuhgröße nur als ein ungefähres Maß an, wenn Sie Ihr nächstes Paar Schuhe kaufen.

engl. Länge	franz. Strich	cm
1	16	11
1	17	
	18	12
3	19	
		13
4	20	
5	21	14
	22	15
6	23	
7	24	16
8	25	17
	26	
9	27	18
10	28	19
11	29	
12	30	20
	31	21
13	32	
1	33	22
2	34	23
	35	
3	36	24
4	37	25
5	38	
6	39	26
	40	27
7	41	
8	42	28
9	43	29
	44	
10	45	30
11	46	31
12	47	
13	48	32

Tabelle: Vergleich der verschiedenen Maßsysteme

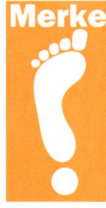

Merke

Tip

Check up

Zurück zu Ihrer häuslichen Schuhinspektion. Nehmen Sie doch jedes Paar einmal in die Hand und vergleichen Sie:

▶ Haben die Schuhe Querfalten gebildet, sind solche Kniffe und Falten an einem Schuh mehr ausgeprägt als beim anderen?

▶ Wirkt die Form ausgetreten? Neigen sich die Schuhe nach innen?

▶ Haben die Zehen eine Ausbuchtung am seitlichen Rand hinterlassen?

▶ Fühlen Sie den Schuh von innen ab. Hat Ihre große Zehe oder eine andere sich ins Oberleder gebohrt und eine Delle hinterlassen?

▶ Haben sich die Zehen aus Platzmangel in die Innensohle eingegraben? Können Sie die Vertiefungen fühlen? Vielleicht nur in einem Schuh?

▶ Wie sieht es mit den unteren Sohlen aus? Sind sie an der Ferse mehr innen oder mehr außen abgelaufen, sind die Sohlen überhaupt unterschiedlich abgelaufen, vielleicht sogar quer über die Mitte?

Geschichten, die die Schuhe erzählen

Sie werden sehen, Ihre Schuhe können Ihnen eine Geschichte erzählen, eine Geschichte über Ihre Füße. In jedem Schuh, der für Ihre Füße zu schmal oder zu kurz ist, werden Ihre Füße Spuren hinterlassen. Und wenn Ihre Füße sich schon verändert haben, machen sie sich erst recht bemerkbar. Ein eingesunkenes Längsgewölbe läßt den Schuh nach innen kippen, ein Spreizfuß sorgt meist für eine erhöhte Abreibung der Sohlenmitte. Bei einer schiefstehenden Großzehe wird der entstehende Ballen das Leder an der Innenseite des Schuhs herausdrücken. Bei arthrotischen Veränderungen des Großzehengrundgelenks werden Sie als Schonhaltung über die Außenkante des Schuhs abrollen und dort eine starke Abnutzung der Sohle feststellen. Wenn Sie alle Schuhe kritisch durchgesehen haben, werden Sie das Spurenlesen wahrscheinlich beherrschen. Sie werden mit Sicherheit feststellen, daß einige Ihrer Schuhe wesentlich zu schmal für Ihre Füße sind und vielleicht auch die ein oder andere Schwäche Ihrer Füße erkennen. Wenn Sie wirklich etwas daran ändern wollen, müssen Sie jetzt mit dem eisernen Besen kehren – und einige Ihrer Schuhe aussortieren (manche Wohlfahrtsverbände sammeln übrigens inzwischen gezielt Schuhe zum Recyceln).

Einen gewitzten Ratschlag gab anno 379 der kaiserliche Beamte Marcellus Empiricus seinen Landsleuten in Rom:
»Das beste Mittel gegen Hühneraugen ist,
die Asche des verbrannten Schuhs
mit Öl vermischt darauf zu streichen.«

Ein altes Rezept

Keine Angst, Sie brauchen sich nicht von jedem geliebten Paar zu trennen. Teure Pumps, elegante Abendschuhe, die himmelblauen Riemchenschuhe, die Sie ohnehin nur an fünf lauen Sommerabenden tragen, bei Männern die in der Eile erstandenen schwarzen Beerdigungsschuhe oder die spitzen Karussellbremser-Schuhe für den Herrenabend am Tresen, all dieses Schuhwerk wird Ihre Füße nicht verderben. Schuhe, die Sie nur hin und wieder tragen, ein paar Stunden zum Essengehen, einen wichtigen Empfang lang, machen überhaupt keine Probleme. Wenn Sie allerdings zu spontanen Nachtwanderungen neigen, sollten Sie vielleicht doch immer ein paar ordentliche Laufschuhe an der Garderobe hinterlassen. Denn die Schuhe, die Sie in der Regel den ganzen Tag über tragen und die, mit denen Sie laufen und einkaufen wollen, müssen einfach richtig passen und eine gute Verarbeitung haben (»sie sollten der Form Ihrer Füße möglichst nahekommen«, wie ein Arzt dies übervorsichtig formulierte). Und dafür müssen Sie nach und nach ein paar Ihrer ungesunden Treter ausrangieren.

Die Himmelblauen dürfen Sie behalten

Worauf Sie beim Schuhkauf achten sollten

Schuhkauf ist Vertrauenssache

Eine ganz wichtige Entscheidung müssen Sie zu Anfang fällen. Welchem Schuhladen trauen Sie die größere Kompetenz zu? Das ist leider auf den ersten Blick schwer festzustellen, da hilft nur ausprobieren. Wahrscheinlich aber ist es sinnvoll, hektische Läden in der Fußgängerzone ebenso zu meiden wie anonyme Einkaufszentren auf der grünen Wiese. In einem etablierten Schuhgeschäft könnten Sie das Glück haben, erfahrene VerkäuferInnen zu finden, denen die Arbeit vielleicht auch noch Spaß macht.

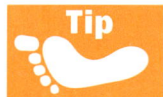

▶ Kaufen Sie Schuhe immer nur am Nachmittag, weil die Füße im Lauf des Tages immer ein wenig an Volumen zunehmen.

▶ Achten Sie ab sofort wirklich auf die Größe, die Sie brauchen und vergessen Sie, was Sie jahrelang im Kopf hatten. Ihre Kleider- oder Kragengröße hat sich ja vielleicht auch geändert, warum sollten Ihre Füße nicht auch ein wenig aus der Form gegangen sein?

▶ Entwickeln Sie beim Anprobieren ein Gefühl dafür, ob Ihr Vorfuß genügend Platz hat oder ob er durch den Schuh zusammengepreßt wird. Der richtige Sitz ist mit einem zu laschen oder zu festen Händedruck zu vergleichen. Drücken Sie einmal Ihre Hand fest zusammen. Das wollen Sie Ihren Füßen doch nicht mehr täglich antun, oder? Umgekehrt müssen Sie bei sehr schmalen Füßen darauf achten, daß Ihr Fuß nicht im Schuh »schwimmt«.

▶ In der Länge sollten vorn ein bis eineinhalb Zentimeter Platz im Schuh sein oder auch eine Daumenbreite, das läßt sich besser merken. Denn der Fuß schiebt sich bei jedem Schritt ein wenig vor und prallt sonst jedesmal hart gegen das Leder.

Spitzenhub ▶ Wichtig ist auch der Spitzenhub eines Schuhs, so nennt man den Raum, der eine Beweglichkeit der Zehen nach oben zuläßt. Ein halber Zentimeter sollte unter dem Oberleder frei sein. Sie können dem nachspüren, indem Sie fest mit den Fingern von rechts nach links über den Schuh streichen und das Leder sich dabei etwas schieben läßt.

▶ Was die Weite des Schuhs betrifft, sind sich die Fachleute übrigens ausnahmsweise nicht ganz einig. Manche engagierte Hersteller von Männerschuhen vertreten die Meinung, gute Schuhe sollten seitlich anfangs sogar ein wenig eng sitzen, weil das Leder sich nach und nach dem Fuß anpasse und erst dadurch eine orthopädisch ideale Stellung gefunden werde. Gegen diese Sichtweise spricht allerdings, daß gute Männerschuhe ganz überwiegend aus »Boxcalf« (dem Leder von Kälbern) hergestellt werden, einem Material, das zwar biegsam, aber doch fester als andere Ledersorten ist. Sicher gilt dieses Prinzip aber für Schuhe aus ganz weichem, leicht dehnbarem Leder, wie es für Ballerinas oder Mokassins verwendet wird.

Weite

▶ Manche Ärzte finden die Vorstellung dagegen eher lächerlich, ein Fuß würde in einem leger geschnittenen Schuh zu sehr in die Breite gehen. »Das erinnert doch an den früheren Irrglauben, ohne Korsett würden die Taillen der Frauen automatisch auseinandergehen«, antwortete mir darauf einer lapidar.

▶ Sie werden mit Ihrer neuen Sensibilität für Schuhe schon selbst merken, wo zwischen den einzelnen Theorien das prak-

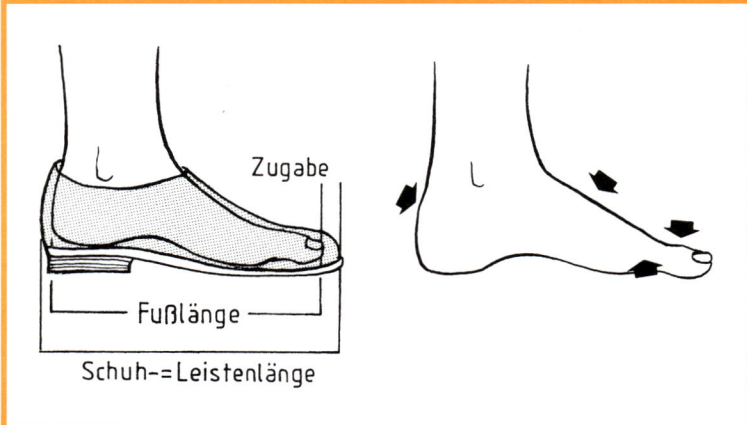

Beim Schuhkauf beachten: Innenlänge des Schuhs muß länger als der Fuß sein (Zugabe). Die Pfeile zeigen die empfindlichen Stellen der Füße.

tisch Richtige für Ihre Füße liegt. Einen guten Sitz erhalten Sie auf jeden Fall mit einem geschnürten Schuh, weil Sie damit die optimale Paßform bestimmen können. Auch gut verarbeitete Slipper können Ihren Fuß optimal umschließen. Sie sind allerdings weniger geeignet, wenn Sie zu geschwollenen Füßen und Krampfadern neigen. Dann kann das Blut nicht mehr richtig zirkulieren.

Sohle ▶ Oberleder und Innensohle sollten unbedingt aus gutem Leder sein. Laufsohlen aus Leder sollte man allerdings gar nicht immer tragen. Sie haben zwar die gute Eigenschaft, luftdurchlässig und hautfreundlich zu sein, können allerdings nur minimal die fortwährenden Stöße auf festen und versiegelten Böden dämpfen. Deshalb ist es angebracht, sich Schuhe mit verschiedenen Sohlen zuzulegen und bei Laufschuhen eher eine festere Profilsohle und möglicherweise Luftpolstersohlen vorzuziehen.

Durchleuchtete Füße

> In den 50er Jahren gab es ja einmal eine – leider sehr gesundheitsgefährdende – Möglichkeit, den Sitz des Fußes im Schuh zu überprüfen. Da standen tatsächlich Röntgengeräte in manchen Schuhhäusern, in die man einfach den Fuß mit dem neuen Schuh hineinstellte. Wie gesagt, gesundheitlich gesehen ein Wahnsinn, aber viele erinnern sich noch daran, wie herrlich gruselig all die kleinen Knochen auf dem Bild aussahen.

Achten Sie auf gute Verarbeitung ▶ Schauen Sie genau auf die *Verarbeitung* der Schuhe. Fühlen Sie mit der Hand die innere Sohle entlang und tasten Sie das Oberleder von innen ab. Ösen und Nieten, überlappende Nähte, vorstehende Lederkanten, zweigeteilte Ledereinlagen, sichtbare Klebestellen, das alles kann zu Irritationen der Haut führen, Blasen und Hühneraugen verursachen und zu Vermeidungs- und damit Fehlhaltungen des Fußes führen.

▶ Wenn Sie einmal einen Blick dafür entwickelt haben, werden Sie merken, wie schlampig heute Schuhe oft hergestellt werden. Ich werde inzwischen oft richtig wütend, wenn ich mir ein solch verhunztes Paar Schuhe anschaue. Kürzlich wollte ich etwa meiner Tochter ein Paar wirklich gute Winterstiefel kaufen, von einem bekannten deutschen Hersteller und für stolze 250 Mark. Als ich das Futter innen abtastete, stellte ich einen regelrechten Wulst an der Stelle fest, wo die Zunge an das Oberleder genäht wurde. Der hätte ständig in voller Breite auf den Rist gedrückt. So sollte nicht einmal ein Billigprodukt gearbeitet sein.

▶ Ein anderer Hersteller, der sich vor allem für seine bequeme Paßform rühmt, scheint in erster Linie am Leder der Innensohle zu sparen, sie ist immer schmaler als der Schuh, seitlich reiben betont rustikal gesetzte Kreuznähte gegen die Ränder der Fußsohle. Ein weiterer Hersteller »hochwertiger« Schuhe bietet zwar wirklich sorgfältig verarbeitetes Oberleder ohne Ecken und Kanten, spart aber gleichzeitig beim Absatzmaterial. »Das machen viele Schuhhersteller«, klärt mich meine freundliche Schusterin auf, »das läßt sich mit dem von uns verwendeten Leder oder Gummiabsätzen gar nicht vergleichen.« Stimmt, die ersten hielten sechs Wochen, die anderen ein Jahr.

▶ Nun kann es Ihnen ohnehin passieren, daß Sie mit dem Service der leider oft sehr durchschnittlichen Schuhgeschäfte gar nicht zufrieden sind. Vieles von dem, was Sie in diesem Kapitel lesen konnten, werden die meist ungelernten und schlecht bezahlten VerkäuferInnen gar nicht wissen. Außerdem werden Sie möglicherweise wie ich feststellen, daß die meisten Modelle nach wie vor viel zu schmal geschnitten und oft noch schlecht verarbeitet sind. Dann müssen Sie sich doch über die Schwelle eines »Gesundheitsschuhhauses« wagen. Dazu folgende Erfahrungen:

▶ In kleineren Orten und Großstädten hat es eigentlich schon immer solche Läden gegeben. Manche von ihnen passen sich besser der Zeit an und haben eine breite Palette von Herstellern in ihr Programm genommen, die eine eher junge, gesundheitsbewußte Zielgruppe anspricht. Solche Marken

Viel Geld für Pfusch

Suchen Sie einen schuhbewußten Laden

finden Sie auch zunehmend in etwas anders aufgemachten Schuhgeschäften, die schon durch Namen wie »Schritt für Schritt« oder »Natural Walking« auffallen. Schauen Sie sich nach solchen Läden um – und ins Branchenbuch. Vielleicht geht es Ihnen so wie einer Freundin, die kürzlich erstmals so ein Paar hervorragend gearbeiteter Schuhe in der richtigen Größe und Breite und mit eingearbeitetem, leichten Fußbett erstand. Sie nannte es eine »Offenbarung«! Solche Schuhe haben allerdings auch ihren Preis, der meist zwischen 200 und 300 Mark liegt.

▶ Es gibt inzwischen auch eine Reihe von kleineren und größeren Unternehmen, die sich sehr bemühen, in Eigenregie (und wohl überwiegend im eigenen Land) »vernünftige«, hochwertige Schuhe in einem besseren Design herzustellen. Manche von ihnen arbeiten nur über den Versand, andere werden Ihnen eine Bezugsmöglichkeit in Ihrer Nähe mitteilen. Am Ende des Buches nenne ich Ihnen einige Adressen, die ich zusammengetragen habe. Achten Sie doch auch selbst auf entsprechende Kleinanzeigen in Ihren regionalen Zeitungen oder in Gesundheitszeitschriften.

Maßschuhe ...

▶ Wenn Sie allerhöchste Ansprüche an Ihre Schuhe stellen und vielleicht sogar im Lotto gewonnen haben, können Sie sich ja vielleicht ein Paar Maßschuhe leisten. So etwas gibt es nicht nur in England, sondern auch in verschiedenen deutschen Städten. Fragen Sie in einem der edleren Herrenausstatter-Geschäfte nach einem solchen Hersteller in Ihrer Nähe.

... haben ihren Preis

Der Preis für maßgearbeitete Damen- und Herrenschuhe liegt zwischen 1500 und 4000 Mark. Später wird es etwas billiger. Das Nachfolgepaar, von dem der Meister (diese Branche ist bisher eine reine Männerdomäne) ja schon einen Leisten angefertigt hat, kostet meist 500 bis 1000 Mark weniger.

▶ Bei solchen hochwertigen, rahmengenähten Schuhen kann die Sohle komplett erneuert werden, so daß die Schuhe viele Jahre getragen werden können. Dazu meint der heutige Inhaber des berühmtesten und teuersten Schuhmacher-Geschäftes »Lobb« in London: »Sie können ein paar Maßschuhe für 2500 Mark 40 Jahre lang tragen. Das sind am Tag 17 Pfennig, pro Jahr 62 Mark. Da kann man sich doch leicht noch einmal jährlich eine neue Besohlung leisten.« Mit ähnlichem Understatement sollten auch Sie Ihre Maßschuhe tragen, denn als solche erkennbar sind sie nicht ohne weiteres. Wenn Sie damit angeben wollen, müßten Sie sie schon bei jeder Gelegenheit ausziehen.

WENN SIE ÄRGER MIT NEUEN SCHUHEN HABEN

▶ Zum Schluß noch ein Tip, den viel zu wenig Menschen kennen. Wenn Sie Schuhe »von der Stange gekauft haben« und ganz offensichtliche Fehler daran entdecken, wenn sich etwa nach kurzer Zeit die Sohle oder eine Naht löst, oder gar schon die Farbe an einer Stelle abgerieben ist, können Sie die Schuhe zu einer **Schlichtungsstelle** bringen oder schicken. Diese Schiedsstellen untersuchen die Schuhe entweder selbst oder durch einen Sachverständigen und bemühen sich, eine Einigung zwischen Verbrauchern und Händlern herbeizuführen.

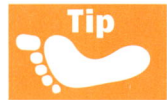

Solche »Schlichtungsstellen für Schuhreklamationen« gibt es zum Beispiel in den Verbraucherzentralen Düsseldorf, Nürnberg und Lünen. Sie können sich auch bei Ihrer nächsten Verbraucherzentrale danach erkundigen (Adressen im Telefonbuch).

Reklamieren Sie!

Kinderfüße und Schuhe

»Ein paar Schuh',
mit Gold beschlagen,
die soll unser Kindchen tragen!«

(Alter Kindervers)

Viel ist geleistet worden an Aufklärungsarbeit, um die Wichtigkeit gut sitzender Schuhe für die Kinder deutlich zu machen. Trotzdem bringen Reihenuntersuchungen immer wieder Erschreckendes zu Tage. Die Füße der Kinder zeigen erste Schäden (wie im 2. Kapitel beschrieben). Ursache sind neben Bewegungsmangel ganz überwiegend nichtpassende Schuhe. Entsprechend groß ist die Unsicherheit bei vielen Eltern. Zeitschriften, die sich hauptsächlich mit Kindern beschäftigen, bekommen Monat für Monat Anfragen zu diesem Thema.

Kleine Kinder – große Füße

Ganz wichtig ist, sich immer wieder deutlich zu machen, wie weich und verformbar die Füße der kleinen Kinder noch sind. Sie haben größere Fettpolster an und unter den Füßen und im Gegensatz zu den Erwachsenen sogar relativ große Füße im Verhältnis zu ihrer Körperlänge. Gleichzeitig ist ihr Körpergewicht aber sehr viel geringer. Deshalb verteilt sich auch der

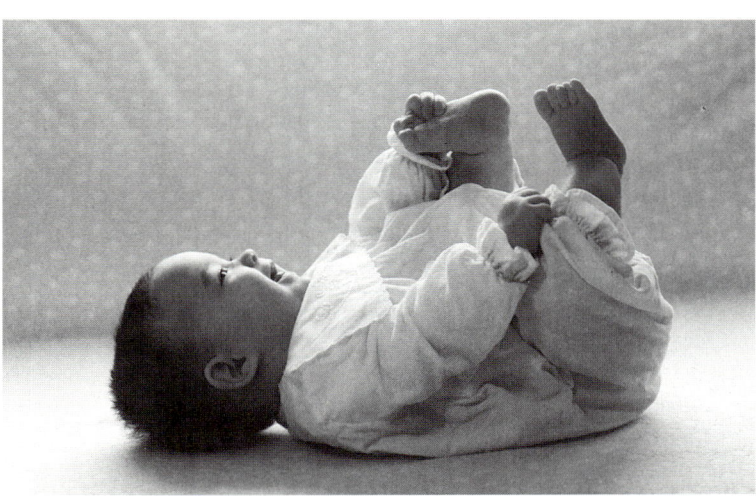

Druck beim Laufen anders auf die Füße, Kinder rollen den Fuß anders ab und haben einen entsprechend anderen Gang.

Bei Babies ist deutlich zu sehen, daß sie ihre Zehen zwar um vieles besser spreizen und beugen können als Erwachsene, daß sie aber Vorfuß und Ferse noch nicht gegenläufig drehen können. Das lernen die Kinder, wenn sie beginnen, auf den Zehen zu stehen und zu gehen. Die dadurch sich ändernde Fußhaltung gehört ebenso zur Entwicklung des Kindes wie die oft zu sehenden O-Beine. Sie sind auf die anfängliche Außendrehung der Oberschenkel zurückzuführen, die es den Kleinen auch so leicht macht, das Bein in die Hände und oftmals den halben Fuß in den Mund zu nehmen. Mit der Aufrichtung des Kindes verschwindet diese Außendrehung und bringt häufig eine vorübergehende Innendrehung und damit scheinbare X-Beine mit sich. Diese Haltung wiederum läßt die Füße der Kleinen nach innen kippen und verursacht einen sogenannten kleinkindlichen Knick-Senkfuß. Eltern reagieren in dieser Zeit oft alarmiert auf den scheinbar schlurfigen, unbeholfenen Gang ihrer Kinder. Daß dies in den meisten Fällen nur ein Entwicklungsschritt ist, läßt sich gut überprüfen, indem man die Kinder auf den Zehenspitzen laufen läßt (ohnehin eine sehr zu empfehlende Übung zur Anregung der Muskulatur): Wahrscheinlich wird das Kind sich mühelos aufrichten können, belastet den Großzehenballen richtig und zeigt von hinten eine gute Ausbildung des Längsgewölbes. Während die Fettpolster am Fuß langsam verschwinden, bauen sich nämlich gleichzeitig Quer-und Längsgewölbe auf. Ein Stütz- und Dämpfungssystem wird also vom nächsten abgelöst.

Den größten Wachstumsschub machen die Füße der Kinder noch vor dem Schulalter. Wenn das Kind laufen lernt, geht man von einer Fußlänge von etwa 11 Zentimetern aus, und eine Faustregel sagt, daß die Kinder mit zwei Jahren schon die Hälfte der endgültigen Fußlänge erreicht haben. Das Längenwachstum der Füße endet bei Mädchen etwa zwischen 12 und 15 Jahren, bei Jungen zwischen 15 und 18 Jahren. Auch die gesamte Skelettreifung des Fußes verläuft bei den Geschlechtern sehr un-

O und X sind normal

Die Fettpolster verschwinden

Die Füße wachsen voraus

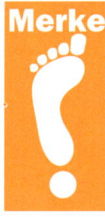

Merke

Es kann sein, daß Ihre Kinderärztin oder ein Orthopäde folgende Begriffe verwendet, wenn Sie Fragen zur Fußhaltung Ihres Kindes haben:

Pronation – Einwärtsdrehung des Fußes durch Hebung des äußeren Fußrandes
Supination – Auswärtsdrehung des Fußes durch Hebung des inneren Fußrandes
Torsion – Achsendrehung eines Organs, hier entgegengesetzte Verdrehungen von Vorfuß und Ferse

terschiedlich. Das Kahnbein etwa verknöchert als letzter Fußwurzelknochen bei den Mädchen schon mit zwei Jahren, bei Jungen mit drei Jahren. Im Alter von 14 Jahren sind die Füße der Mädchen um 36 Monate weiter in der Reifung als die der Jungen.

SCHUHE SIND DAS WICHTIGSTE KLEIDUNGSSTÜCK BEI KINDERN

Die Füße stützen – ein Märchen

Diese Hintergründe machen deutlich, wie enorm wichtig schon in den ersten Lebensjahren die richtigen Schuhe sind. Leider hält sich bis heute das Märchen, Kleinkinderfüße müßten besonders unterstützt werden, weshalb man ihnen möglichst feste, knöchelhohe Schuhe anziehen sollte. Das Gegenteil ist der Fall. Die ersten Schuhe sollten möglichst das Gefühl vermitteln, gar keine anzuhaben. Die Sohle sollte weich sein, die Ferse muß den Fuß durch eine besondere Verstärkung unterstützen. Auch das Leder des Schuhs sollte weich und dünn, dafür aber möglichst zweilagig verarbeitet sein, damit es bei aller Nachgiebigkeit dennoch stützt. Wichtig ist auch, daß sich der Schuh weit öffnen läßt, damit der Fuß ohne großes Schieben und Stauchen hineinschlüpfen kann.

Ganz wichtig ist natürlich die richtige Weite und Länge. Dabei kommt es fast ausschließlich auf die Eltern an, genau zu überprüfen, ob ein Schuh auch richtig sitzt. Es zeigt sich nämlich immer wieder, daß Kinder durch die hohe Biegsamkeit ihrer Füße kaum Schmerzen empfinden, wenn sie in zu engen und zu kurzen Schuhen stecken. Denken Sie immer an das rasche Wachstum: Bei Laufanfängern wächst der Fuß monatlich im Durchschnitt um 1,5 Millimeter, bei älteren Kindern um 1 Millimeter. Zwei- bis Dreijährige wachsen also innerhalb von vier bis fünf Monaten aus ihren Schuhen heraus. Das bedeutet leider oft drei bis vier Paar Schuhe im Jahr!

Alle 4 bis 5 Monate neue Schuhe

Ganz wichtig! Kaufen Sie nicht im voraus zu große Schuhe, weil die Füßchen ja so schnell wachsen. Die richtige Größe kaufen heißt:
▶ 9 bis 15 Millimeter Platz vorn im Schuh zu haben. Diese »Zugabe« setzt sich zusammen aus dem »Schubraum« (der Fuß wird bei jedem Schritt einige Millimeter vorgeschoben)

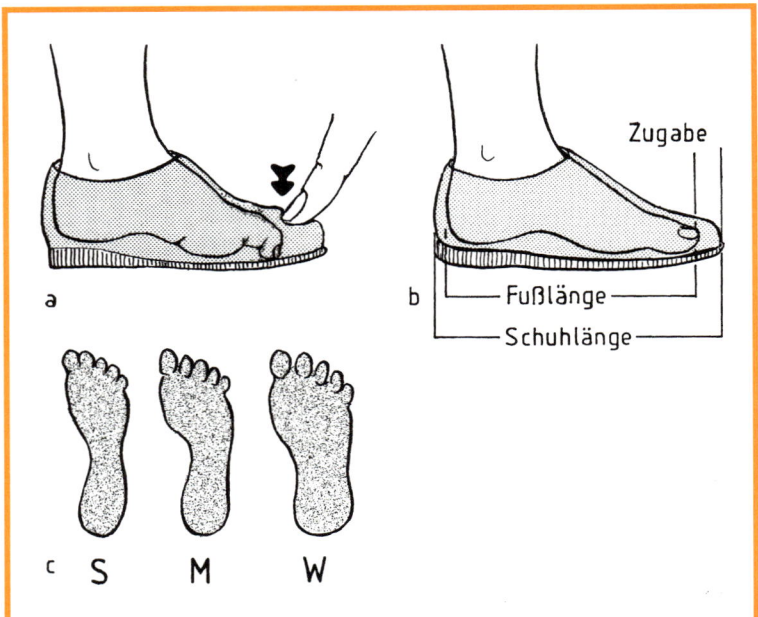

Kinderfüße und Schuhkauf.
a) Diese Art der Kontrolle, ob der Schuh paßt, funktioniert nicht. Kinder ziehen reflexartig die Zehen ein.
b) Auch bei Kinderschuhen Zugabe beachten.
c) Achten Sie beim Schuhkauf für Ihr Kind auch darauf, welches Fußvolumen Ihr Kind hat.
Schmal, Weit, Mittel sind die Maße für Kinderschuhe.

und einem kleinen Zuwachsraum als Reserve für die stetig wachsenden Füße. Mehr darf es nicht sein!

Mehrere Schuhe pro Jahr zu kaufen, ist sicher eine große Belastung für viele Eltern, aber die alljährlichen, erschreckenden Ergebnisse der DAK-Fußmeßtage sprechen eine deutliche Sprache:

Statistik

> Von rund zwei Millionen Kindern, die in zehn Jahren angeschaut wurden, trugen
>
> 43,4 Prozent passende Schuhe,
> 35,7 Prozent der Schuhe waren eine Nummer zu klein,
> 10,7 Prozent zwei Nummern zu klein,
> 1,8 Prozent drei und vier Nummern zu klein
> 6,8 Prozent eine Nummer zu groß
> 1,3 Prozent zwei Nummern zu groß

Schmale Füße besonders gefährdet

Bei den Untersuchungen stellte sich immer wieder heraus, daß vor allem Kinder mit schmalen, flachen und weichen Füßen falsche Schuhe verpaßt bekommen. Dies trifft ganz überwiegend auf Mädchen zu. Sie steckten sehr viel häufiger als Jungen in zu kurzen Schuhen. Jungenschuhe waren dagegen oft zu groß, was bei ihren meist kräftigen Füßen allerdings nicht ganz so viel Schaden anrichtet wie ersteres. Das Ergebnis macht etwas stutzig. Sehen manche Eltern ihre Töchter doch noch gern in kleinen zierlichen Schuhen und den Sohn eher auf »großem Fuß«?

FUSSMESSUNG IST SO WICHTIG WIE ZAHNKONTROLLE

WMS-System

Viele dieser Erkenntnisse und Ergebnisse wurden von Professor Dr. Erne Maier aus Köln zusammengetragen, der sich seit Jahrzehnten wissenschaftlich mit Kinderfüßen und Schuhen beschäftigt. Auf sein Betreiben hin wurde 1974 in Deutschland das sogenannte WMS-System eingeführt, das die Besonderheiten des kindlichen Fußes besser berücksichtigt (im Verhältnis haben Kinder etwa einen längeren Vorfuß als Erwachsene. 37 Prozent der Schuhlänge sollte bei ihnen auf den Vorfuß, 63 Prozent auf den Rückfuß verteilt sein). Einige Markenhersteller verpflichten sich seither, Kinderschuhe grundsätzlich in drei Weiten anzubieten, in *W=Weit, M=Mittel und S=Schmal.* Um die korrekte Weite auch richtig feststellen zu können, wurde außerdem ein WMS-Fußmeßgerät entwickelt, mit dem die Füße der Kinder schnell und einfach gemessen werden können. »Fußmessung ist bei Kindern genauso wichtig wie Zahnkontrolle«, heißt die entsprechende Parole. Das Deutsche Schuhinstitut (Waldstraße 45, 63065 Offenbach) hat inzwischen mehrere tausend Geschäfte in Deutschland gespeichert, die diesen Meß-Service anbieten und (so heißt es!) alle ihre VerkäuferInnen über Fortbildungen damit vertraut gemacht haben. Auf Anfrage bekommt man alle Adressen aus dem jeweiligen Einzugsgebiet ausgedruckt.

Klingt wirklich gut! Nur ist die Praxis nicht ganz so perfekt, wie ich aus eigener Erfahrung und der vieler anderer Eltern weiß. Die sieht oft eher so aus, wie sie meine Kollegin Claudia mit ihrer Tochter Jessica erlebte und für mich aufschrieb:

Ein großes Kindergeschäft in der Frankfurter Innenstadt. »Unsere Kinderschuhe sind nach dem WMS-System ausgewählt«, steht an der Scheibe. Alles hübsch eingerichtet, eine rote Rutschbahn, Sitzgelegenheiten in Form von Zugwaggons, mengenweise Schuhe, aber weit und breit kein Meßgerät. »Das schleppt immer wieder jemand weg«, meint die Verkäuferin achselzuckend. Ich krieche herum und entdecke eines (das einzige?) unter einem Regal. Die Verkäuferin ist verschwunden. »Halt still«, sage ich zu meinem Kind, »wir messen selbst!« Aha, ziemlich sicher Größe 31, Weite schmal. Jessica rennt durch die Reihen, will lieber rutschen als Schuhe anprobieren. Immer ein Auge auf sie habend, suche ich einige hübsche Schnürschuhe heraus. »Wie sind sie, sitzen sie gut? Geh doch mal ein paar Schritte?« »Ja, ganz okay, aber nicht so richtig«, meint Jessica eher unkonzentriert. »Dann nimm mal diesen

Schuhe kaufen – ein Horror

blauen und für den anderen Fuß den schwarz-bunten.« »Die sind beide zu groß, da schlapp ich drin«, mault meine Süße. Ich schiele zu den anderen. Da knien noch mehr Mütter und ein Vater im Schweiße ihres Angesichts vor ihren Kindern und reden gütlich auf sie ein. Jessica hat inzwischen ihre Favoriten ausgeguckt, blaugrün-gepunktete Schuhe mit Klettverschluß. Sind leider nur in Größe M und W im Regal. Endlich finde ich eine Verkäuferin, die uns ihre scheinbar knappe Zeit widmet. Nein, in Schmal hat sie den Schuh leider nicht da. Sie zieht Jessica hurtig Größe M an, drückt ein wenig auf dem Schuh herum, zieht den Klettverschluß fester und meint: »Der paßt gut, da brauchen Sie keinen schmaleren. Das Kind hat ja auch mal dickere Socken an. Dieser Schuh läßt sich ja gut mit dem Verschluß ein bißchen enger oder weiter stellen.«

So läuft es Tag für Tag in vielen Schuhgeschäften. Den Eltern wird eine fachliche Beratung vorgegaukelt, die in Wirklichkeit nur selten stattfindet und eine Auswahl vorgetäuscht, die oft nicht vorhanden ist. Die Schuhe sind längst nicht in allen Größen und Weiten vorhanden, obwohl sich einzelne Hersteller und Geschäfte immer wieder mit dem WMS-System brüsten. Vor allem die schmale Größe ist oft nicht erhältlich und wird auch nur von einer kleinen Gruppe von Kinderschuhfirmen überhaupt hergestellt. So manche Verkäuferinnen sind eher müde und mißmutig, die eigenen Kinder schlecht erzogen, ungeduldig und quengelig. Am Ende sind die Eltern froh, daß sie überhaupt noch ein Paar Schuhe gefunden haben. »Mit welchen Schuhen das Kind schließlich den Laden verläßt, hängt viel zu oft vom Zufall und von der Lagerhaltung des Geschäftes ab, viel zu selten davon, was der Fuß wirklich benötigt«, hieß es dazu kürzlich bei einer Fachtagung.

Achtung! Größe ist nicht gleich Größe

Ein weiterer Grund für das Nichtpassen der Kinderschuhe ist auch, wie schon bei den Schuhen für Erwachsene erwähnt, daß eine bestimmte Größe keineswegs immer gleich groß ist. So prüfte der zuvor erwähnte Fachmann Professor Erne Maier vor ein paar Jahren 50 Paar neue Schuhe der Größe 25 und 50 Paar der Größe 33 auf ihre echte Größe und ihre Tauglichkeit. Dazu muß man betonen, daß es sich dabei nur um Schuhe handelte, die nicht nach dem WMS-System hergestellt waren.

Von den untersuchten Schuhen der Größe 25 waren mehr als die Hälfte um 3 Millimeter zu kurz, manche sogar um zehn Millimeter, was damit der Größe 23 entspräche. Bei den geprüften Schuhen in der behaupteten Größe 33 waren gleich zwei Drittel zu kurz, erreichten nur die Größe 31 und 32. Die meisten der untersuchten Schuhe waren außerdem seitlich zu weit und ließen gleichzeitig den Zehen und vor allem der Großen Zehe zu wenig Raum. Insgesamt galten von den hundert untersuchten Schuhen am Ende nur 22 als einwandfrei, 27 als annehmbar und 51 Paar als ausgesprochen schädlich für die Kinderfüße. Einen Zusammenhang zwischen billigen und teuren Schuhen entdeckte Maier insofern nicht, als »schlechte Schuhe überraschend oft verblüffend teuer« waren. Gleichzeitig fiel bei der Prüfung umgekehrt auf, das billige Schuhe überproportional häufig zu eng, zu kurz und schlecht verarbeitet waren.

Von 100 Schuhen mehr als die Hälfte schädlich

▶ Vermeiden Sie also möglichst billige Schuhe. Bei finanziellen Engpässen lieber die Großeltern oder Tanten um einen Zuschuß für die Schuhe bitten. In deren Alter ist meist schon das ein oder andere Fußproblem sichtbar, so daß die Einsicht für gutes Schuhwerk größer ist. Gleichzeitig beim Kauf teurer Schuhe nicht allzu vertrauensselig sein. Der Preis allein bedeutet nicht unbedingt *Qualität*.

▶ Achten Sie genau auf die *Verarbeitung* der Schuhe. Lesen Sie dazu auch den entsprechenden Abschnitt im vorhergehenden Kapitel. Wichtig ist eine flexible Sohle, die gleichzeitig nicht zu dünn sein sollte. Die Fersenkappe sollte fest und gut verarbeitet sein. Ein leicht ausgearbeitetes Fußbett ist zu empfehlen. Es sollte aus Leder und in einem Stück verleimt oder genäht sein.

▶ Bis auf dicke Winterschuhe oder Regenstiefel sollten die Schuhe – mit Ausnahme der unteren Sohle – immer aus *Leder* sein. Jemand hat einmal genau ausgerechnet, daß Kinder in acht Stunden 20 Gramm Feuchtigkeit über jeden Fuß

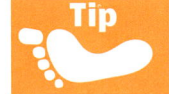

nach außen abgeben. Klar, daß für die Kinder das Gebot, nur Socken aus reiner Baumwolle oder Wolle zu tragen, die täglich gewechselt werden müssen, erst recht zutrifft.

▶ Lassen Sie sich nicht auf einen Kompromiß ein. Bleiben Sie wachsam, wenn Schuhe nur sitzen, wenn man den Klettverschluß sehr eng zieht oder die Schnürbänder so eng gebunden werden, daß die beiden Seiten sich überlappen.

▶ Vertagen Sie den Kauf notfalls auf den nächsten Tag und wiederholen Sie den ganzen Vorgang. Oder schauen Sie sich noch einmal in anderen Läden um. Erkundigen Sie sich für's nächste Mal, wann es in dem Geschäft am ruhigsten zugeht.

▶ Wenn Sie (und Ihr Kind) sich nicht zwischen zwei Paar Schuhen entscheiden können, bitten Sie darum, die Schuhe über Nacht mitnehmen zu können. Sie können als Sicherheit einen Scheck über den Gesamtpreis zurücklassen, den Sie am nächsten Tag zurückerhalten.

▶ Lassen Sie sich nicht vom Verkaufspersonal mit Bauernregeln abspeisen. Verlangen Sie *Kompetenz* – und notfalls die Geschäftsführerin. Fragen Sie, ob die VerkäuferInnen im WMS-System geschult wurden. Dafür gibt es Zertifikate.

NOCH FRAGEN? KLAR!

Was ist mit den Geschwister-Schuhen?

Möglichst keine Schuhe vererben

Wenn möglich, sollten die Schuhe der Geschwister oder Freunde nicht vererbt werden. Die Schuhe werden von dem Kind, das sie zuerst trug, schon in wenigen Wochen individuell ausgetreten. Das läßt sich meist schon an der Auftrittsfläche und speziellen Querfalten des Deckleders erkennen.

Ausnahmen sind aber sicher möglich, wenn

▸ das ältere Kind die Schuhe nur ganz kurz getragen hat,

▸ die Schuhe also in keiner Weise »verlatscht« wirken,

▸ die beiden Kinder sehr ähnliche, schmale oder breite Füße oder solche mit einem hohen Rist haben,

▶ wenn es sich um ganz besondere Schuhe handelt, die die Kinder ohnehin nur mal im Schnee, zu Weihnachten oder zu irgendeinem Fest tragen.

Braucht mein Kind vielleicht Einlagen?

Früher wurde oft zuviel an den Kinderfüßen herumgedoktert, weil man Kinderfüße für besonders schwach hielt. Heute sagen Fachleute, man solle sie sowenig wie möglich »behandeln«. Deshalb sprechen sie sich (von besonderen Fällen abgesehen) auch gegen jegliche Einlagen aus. Fachmann Dr. Erne Maier dazu ironisch: »Einlagen führen eher zu einer Verzögerung der Fußreifung, als daß sie unschädlich sind. Nützlich sind sie nie.« Dr. Parsch von der Kinderorthopädie des Olga-Hospitals in Stuttgart spricht sich ebenfalls gegen Einlagen aus und empfiehlt gute Schuhe, viel Bewegung und spielerische Gymnastik (siehe dazu auch die Kapitel »Einlagen« und »Gymnastik«).

Und noch etwas spricht gegen Einlagen. Wenn die Kinderfüße so schnell wachsen, passen natürlich auch die Einlagen bald nicht mehr. Man rechnet höchstens mit 6–9 Monaten. Danach müßte die ganze Prozedur des Vermessens und Anpassens jedesmal wiederholt werden. In Grenzfällen ist manchmal eine gute Fußbettung vorzuziehen.

Eher keine Anlagen tragen

Ist nur mein Kind so fußfaul?

Reihenuntersuchungen bringen es leider zunehmend an den Tag. Immer mehr Kinder haben Haltungsschäden, Fußprobleme und Übergewicht. Sie bewegen sich zuwenig, sitzen zu viel vor dem Fernseher, dem Computer, aber auch vor den Schulaufgaben (!) und kennen kaum noch eines der üblichen Ballspiele. Viele Grundschulkinder können nicht balancieren, nicht rückwärts gehen, keinen Purzelbaum vorwärts und rückwärts machen oder schnell laufen.

In einer Umfrage der *Süddeutschen Zeitung* zum Thema »Schulsport« malte ein Lehrer kürzlich ein düsteres Bild: »Vierzig Prozent meiner Schüler haben im Laufen eine Sechs«, einem anderen fallen immer mehr Kinder auf, die im Zickzack ren-

Macht Ihr Kind noch Purzelbäume?

nen, weil sie anscheinend ihre Beine nicht richtig koordinieren. Wenn vor zwanzig Jahren noch 90 Prozent einer Klasse gute Sportleistungen brachten, sind es heute noch 10, ist die erschreckende Einschätzung dieser Sportlehrer. Dabei wisse doch jeder: »Das Denken findet in gleicher Weise statt wie das Klettern im Baum«, bei den Kindern hängt also das Begreifen mit dem Greifen zusammen.

Wenn Sie dieser Entwicklung ein wenig gegensteuern wollen, machen Sie es wie mein Vater, der uns Kindern immer sagte: »Ich zahle alles, was mit Sport zu tun hat.« Oder tun Sie selbst etwas.

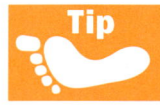

▶ Machen Sie am Wochenende nicht irgendeine Wanderung, sondern planen Sie mit den Kindern zusammen. Bereiten Sie vorher ein *Suchspiel* vor, oder regen Sie zum *Kräuter-* oder *Pilzesammeln* an. Erlauben Sie den Kindern, immer einen Freund oder eine Freundin mitzunehmen.

▶ Lassen Sie selbst so oft wie möglich das Auto stehen. Bringen Sie Ihr Kind möglichst *zu Fuß* zum Kindergarten und anfangs zur Schule. Holen Sie Ihr Kind nicht gleich mit dem Auto ab, nur weil es gerade anfängt zu regnen. Sie machen damit ja auch deutlich, daß Sie ihm nicht einmal zutrauen, einen Regenguß zu überstehen. Dabei ist doch nur eines wichtig – hinterher trockene Sachen anzuziehen!

▶ Bauen Sie Ihrem Kind ein paar *Stelzen*. Damit lassen sich nicht nur die Freunde stark beeindrucken, beim Herumstaksen werden auch die Fußmuskeln und der Gleichgewichtssinn hervorragend trainiert. Ebenso gut geeignet ist *Schlittschuhlaufen*, weil dabei Füße und Körper auf ganz ungewohnte Weise ausbalanciert werden.

Einmal Turnschuhe, immer Turnschuhe?

Dieses Thema geht vor allem Männer und Kinder an.
Nachdem ganz Amerika mit den »Sneakers« (Schleichern) ausgestattet war, sind wir in Europa jetzt auch schon bald so weit. Nichts gegen Turnschuhe, aber doch bitte nicht immer. Das ist auch nichts anderes, als sieben Tage in der Woche im Jogginganzug herumzulaufen. Neben der ästhetischen Seite gibt es aber auch ganz konkrete, gesundheitliche Einwände gegen das ständige Tragen solcher Sportschuhe. So hat man in den USA deutlich erkannt, daß diese Schuhe über Jahre hinweg mit zu weichen Materialien hergestellt wurden. Je nach Qualität des Materials wurde die Sohle innerhalb kürzester Zeit stark zusammengedrückt und verlor dadurch ihre Dämpfungseigenschaft. Bei anderen Modellen stellte man fest, daß der Fuß ständig damit beschäftigt war, das Material herunterzudrücken oder auszudehnen. Über Nacht nahm der Schuh dann die alte Form wieder an, Ferse und Fuß drückten erneut dagegen und so weiter. Die Zeitschrift »medical tribune« beschäftigte sich schon mehrmals mit diesem Phänomen und erfuhr von den großen Schuhherstellern, daß man wieder zu festeren Materialien zurückkehre.

Zu weiche Sohlen

Schon vor zehn Jahren warnte Professor Hannes Schoberth, der früher einmal die Fußballnationalmannschaft betreute, vor dem ständigen Turnschuhtragen. »Die Ferse fühlt sich wohl, aber vorn hat man keinerlei Halt. Da verkümmert die Unterschenkelmuskulatur, weil der Fuß nicht mehr richtig abrollt und man bekommt eine lasche Haltung.«

Nun werden Sie schon genug damit zu tun haben, den richtigen Schuh zum Laufen und Joggen herauszufinden, werden entscheiden müssen, ob Sie auf Gel, Flüssigkeit oder einem Gas- und Luftgemisch laufen wollen. Leider sind diese Schuhe mit ihrer breiten Sohle nicht für Drehungen und Sprünge geeignet, wie Sie sie beim Tennis, Squash, Handball oder Volleyball machen. Also müssen Sie beim Kauf Ihrer nächsten Sportschuhe entweder auf die Kompetenz der Verkäufer hoffen oder sich

Für jeden Sport andere Schuhe

über Testergebnisse in entsprechenden Magazinen informieren. Auf jeden Fall ist der Markt inzwischen fast unüberschaubar geworden, ebenso wie die Preise, die schon bei 150 bis 250 Mark liegen. Da können Sie sich am Ende oft nur noch auf Ihr Gefühl verlassen, welches die richtigen Schuhe für Sie sind.

Turnschuhe nicht für Kleinkinder

Babies und Kleinkinder sollten noch nicht mit Turnschuhen ausgestattet werden, die Sucht kommt noch früh genug. Gegen das Tragen hochwertiger Marken-Turnschuhe bei Älteren haben die meisten Orthopäden nicht mehr allzu viele Bedenken. Die Kinder sollten sie aber auf keinen Fall ausschließlich tragen, aus den anfangs erwähnten Gründen und weil ihnen später sonst jeder normale Schuh als viel zu hart erscheint.

Es gibt inzwischen auch Sportschuhhersteller, deren Schuhe nach dem WMS-System gearbeitet sind. Achten Sie beim Kauf vor allem auf eine gute Belüftung der Schuhe und auf das verwendete Material. Durch die Verwendung von Kunststoffen bleibt leider die Feuchtigkeit überwiegend im Schuh und sorgt für ein wunderbares Fußpilzklima. Ein bißchen Abhilfe bringt da nur eine herausnehmbare Sohle aus Naturmaterialien, die man zwischendurch waschen kann.

Umweltfreundliche Turnschuhe?

Grundsätzlich ist die Verwendung von bis zu zwanzig verschiedenen Materialien und Stoffen (Leder, Polyurethan, Gummi, Farbstoffe, Lösungsmittel, Schwermetalle, Formaldehyd, PVC, etc.) ein ganz heikles Umweltproblem. Im Grunde weiß niemand, wie man die Abermillionen Turnschuhe auf der Welt vernünftig recyceln könnte. Es gibt inzwischen zwar den ein oder anderen »umweltfreundlicheren« Turnschuh, es ist aber höchste Zeit, daß die großen Turnschuhkonzerne einen erheblichen Teil ihrer Riesengewinne in die Erforschung wiederverwendbarer Materialien investieren. Auf diesem Gebiet stecken sie immer noch in den »Kinderschuhen«.

Anekdotisches, Erotisches, Historisches

Vom Schuhtick zum Fußfetischismus

Paul hat einen Schuhtick. Er ist ein ganz liebenswürdiger Kerl und ein Typ, den die Frauen mögen. Aber er interessiert sich vor allem für ihre Schuhe. Die entzücken ihn am meisten. Mittags, in der Pause, ruft er irgendeine Telefonnummer an, und wenn eine Frau dran ist, redet er mit ihr darüber, welche Schuhe sie gerade trägt. Viele legen wütend auf, manche lassen sich auf ein Gespräch mit ihm ein, eine verabredet sich sogar mit ihm auf dem Friedhof. Doch leider trägt sie nicht die beschriebenen goldenen Sandalen …

Ein netter kleiner Film, den ich neulich sah, über eine Leidenschaft, der gar nicht so wenige Männer frönen. Für manche sind Füße und Schuhe der Frauen alleiniges sexuelles (Ersatz-) Symbol, andere haben einfach eine Vorliebe dafür. Vielleicht kennen Sie ja selbst einen solchen Fußliebhaber, oder sie sind Ihnen in Büchern oder im Kino begegnet. Da gab es zum Beispiel den berühmten Film »Die barfüßige Gräfin«, oder dieses Ekel von Ehemann in dem Scheidungsdrama »Der Rosenkrieg«. Der war doch ganz wild auf die Füße seiner neuen Liebhaberin. Kaum sah er sich irgendwo mit ihr allein, riß er ihr die Strümpfe herunter. Oder erinnern Sie sich an Meryl Streep und Robert Redford in »Jenseits von Afrika«. Da sitzen die beiden nachts am Lagerfeuer und bringen Toasts auf ihre Füße aus.

Fuß-Liebhaber gab's schon immer

Einen wahren Fußfreund haben auch die Historiker in den Aufzeichnungen des alten Roms entdeckt. Dort heißt es über den römischen Senator Lucius Vitellius, daß er den feinen, bestickten Ziegenlederschuh seiner Angebeteten abgöttisch liebe. »Er trägt ihren schmucken rechten Schuh stets unter seiner Tunika, zieht ihn regelmäßig hervor, um ihn wohlwollend zu betrachten und in aller Öffentlichkeit zu küssen.«

Ob sich Goethe von dieser Anekdote inspirieren ließ? Er hatte jedenfalls ein sehr erotisches Verhältnis zu Schuhen und Füßen. Seiner späteren Frau Christiane Vulpius schrieb er dringlich:

»Schicke mir deine Tanzschuhe, die kräftig eingetanzt sind, und von denen du schriebst, daß sie etwas von dir wären, was ich an mein Herz drücken kann.«

Eindeutige Aufforderung Als er schon weit über sechzig Jahre alt war, schenkte ihm seine Freundin Marianne von Willemer eigenhändig verzierte Pantoffeln: exakt in des Meisters Schuhgröße, mit gelbem Samt ausgeschlagen und bestickt mit dem persischen Schriftzug »Suleika«. Jemandem die eigenen Pantoffeln zu übersenden, ist ein Zeichen aus alter Zeit, sich in privaten Gemächern zu treffen. Entsprechend sorgte sich Goethe in seinem Antwortbrief an Marianne, er müsse jetzt die Hülle seines »eigenen Fußes verehren, wozu moralisch und physisch gar wunderbare Gebärden nöthig wären.«

Pantoffelhelden *»… Hausschuhe sind was für Menschen, die gern zu Hause sind. Pantoffeln erinnern an die Kindheit. Zu Weihnachten bekam ich immer ein neues Paar Pantoffeln geschenkt: diese typisch englischen Pantoffeln, kariertes Muster, innen Lammfell. Unvorstellbar gemütlich, diese Puschen. Draußen war es ungemütlich, es regnete meistens, aber um so schöner war die Wärme, die von den Hausschuhen ausging. Wir nennen sie in England Teppichschuhe. Wobei ich bis heute nicht herausfinden konnte, ob sie so heißen, weil sie aus Teppichstoff sind oder weil man mit ihnen die Teppiche schont …«*

David Hockney, Maler und Pantoffelträger
(»SZ – Magazin«, 1995)

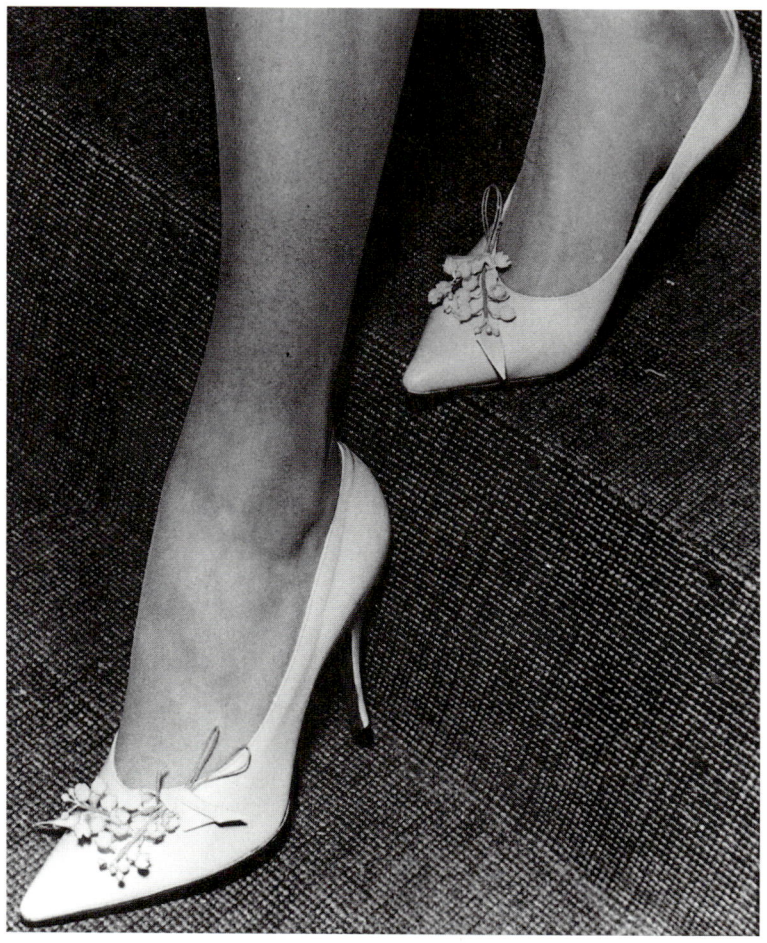

Die Füße der Frauen haben Goethe zeitlebens anzogen, und
immer wieder hat er ihnen ein paar Zeilen gewidmet:
»Sie streicht ihm mit dem Füßchen übern Rücken,
er denkt, im Paradies zu sein.«
In seinem Buch »Die Wahlverwandtschaften« stellt er fest:
»Beobachtet man selbst eine alte Dame,
die einen schönen Fuß hat, im Gehen,
noch immer möchte man ihren Schuh küssen
und ... aus dem Schuh auf ihre Gesundheit trinken.«

Füße
in der Literatur

Wenn man die Literatur anschaut, waren gerade im 19. Jahrhundert so manche Schriftsteller mit ihren Gedanken bei den Füßen. Während Puschkin noch in leichter Poesie dichtete:

»Ach, Füßchen, Füßchen! Wo seid ihr jetzt?
Wo zertretet ihr die Frühlingsblumen?«

holte sich sein Kollege Fürst Pückler ein abessinisches Mädchen auf sein Gut in Rußland, angeblich, um dessen Charakter zu studieren, beschäftigt aber haben ihn »die zarten, gleich einem Bildhauermodell geformten Füße«. Ein Gipsabdruck dieser Mädchenfüße soll zeitlebens wie ein Heiligtum auf seinem Schreibtisch gestanden haben.

Und zur gleichen Zeit in Frankreich erging sich Balzac in Entzückensrufen über den Fuß der schönen Blancheflor:

»Schmal war er und recht geschwungen,
nicht länger als ein Hänfling, den Schwanz mit eingerechnet,
kurz, ein Fuß zum Entzücken, ein jungfräulicher Fuß;
er verdiente, geküßt zu werden,
wie ein Dieb verdient, gehängt zu werden.
Ein feenhafter Fuß war es, ein lüstiger Fuß,
ein Fuß, über den ein Erzengel gestrauchelt wäre,
ein verhängnisvoller Fuß, ein herausfordernder Fuß;
ein Fuß, in dem der Teufel stak,
so weiß und unschuldig er aussah,
ein Fuß, der dazu aufforderte,
zwei neue, ganz gleiche zu machen,
um ein so schönes und vollkommenes Werk Gottes
nicht aussterben zu lassen.«

Die Literatur unserer Zeit leistet sich nicht mehr eine so feinsinnige Anbetung der Füße. Da geht es ungleich derber zu. In Günter Grass' »Blechtrommel« sitzt der kleine Oskar unter dem Wohnzimmertisch und beobachtet eine sehr ergiebige Füßelszene. Während Mutter und Jan Bronski beim Skatspiel oben auf dem Tisch immer unkonzentrierter werden und zunehmend verlieren, tastet sich Jans Fuß gleichzeitig immer weiter zwischen ihren Schenkeln hoch. Füße waren von da an für Oskar eine hocherotische Angelegenheit, immer wieder kommt er in der

Erzählung darauf zurück, und beim Zusammentreffen mit Schwester Dorothea stellt er später fest, daß »nichts erregender ist als das barfüßige Stehen auf einer Kokosfasermatte«.

Von der überaus nachvollziehbaren Passion für schöne Füße einmal abgesehen: Warum sind denn für manche Männer Frauenfüße und Frauenschuhe ein so ausschließliches Objekt der Begierde? Warum entbrennt deren Leidenschaft nur für den Gegenstand und nicht für die Frau, die ihn trägt? Dazu habe ich etliche Erklärungen gehört. Zum Beispiel das übliche: mangelhafte Vaterbeziehung und ungelöste Mutterbindung. Oder die Vermutung, der Junge habe seinen Eltern beim Geschlechtsakt zugesehen und dies als zu aggressiv empfunden. Sigmund Freud glaubte am ehesten an verkappte Homosexualität (mit dem Fuß als Penissymbol), Kollegen von ihm sahen mehr eine Form von Masochismus darin (wegen der Unterwerfungsgeste »ich beuge mich unter dir, und du setzt den Fuß auf mich«). Viele Therapeuten aber machten schon damals die Erfahrung, daß so manche der auf diese Weise fixierten Klienten gar nicht so dringend therapiert werden wollten. Freuds psychiatrischer Kollege, Freiherr von Krafft-Ebing, neigte von vornherein zu pragmatischen Vorschlägen. Er riet einem Schuhfetischisten, »über dem Ehebett einen Schuh anzubringen, ihn beim Koitus zu fixieren und sich seine Frau als Schuh zu denken«.

Heute schicken Männer mit dieser Vorliebe Leseranfragen an den »Playboy« oder surfen auf der Suche nach ihresgleichen im »Internet«. Wenn sie auf Reisen gehen, lassen sie sich vorsorglich Lokale in aller Welt nennen, in denen sie unter sich sind. Fast in jeder größeren Stadt, so hat man mir erklärt, gibt es solche geheimen Treffpunkte für Fuß- und Schuhfetischisten. Sogar ein Markenzeichen haben sie dort: Marlene Dietrich auf Stöckelschuhen und ihr Lied »Ich bin von Kopf bis Fuß auf Liebe eingestellt«. Zumindest in den USA gibt es auch besondere Zeitschriften mit so beziehungsreichen Titeln wie etwa »Girls who love to sit on it«, die sich regelmäßig Themen für Fuß-Fixierte widmen. In Kalifornien kann »mann« sogar Mitglied des Clubs »Leg Art« werden, wenn er regelmäßig Fo-

Schuh und Fuß – Objekte der Begierde

Fußfetischisten unter sich

tomagazine und Filme mit vielen Fußszenen und füßelnden Mädchen anschauen möchte.

Doch kommen wir wieder auf die Männer zurück, die als gute Liebhaber einfach Spaß daran haben, jeden einzelnen Zeh der Frauen anzubeten. Die finden bei Bedarf in jedem dicken Sex-Handbuch ein Kapitel über die Füße als hocherogene Zonen. Ein Kollege schrieb dazu neulich: »Als ich mir erst einmal klarmachte, was man mit dem großen Zeh alles anstellen kann, starrte ich den ganzen Sommer nur noch auf die Füße der Frauen. Und meine eigenen versteckte ich ganz verklemmt in Socken und festen Schuhen.«

Das erinnert mich an Fergie, die ungebärdige Schwiegertochter der englischen Königin. Die hat man doch neulich dabei gefilmt, wie sie an der Zehe ihres Liebhabers lutschte? Oder er an

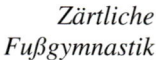

*Zärtliche
Fußgymnastik*

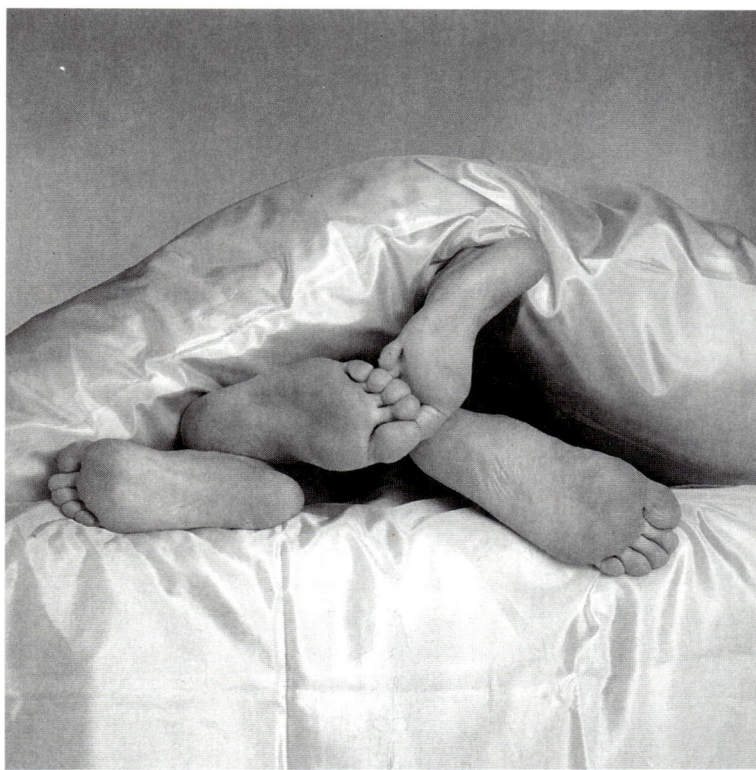

ihrer? Egal. Noch witziger finde ich den alten Hofklatsch über die russische Zarin Anna Leopoldowna (1718–1746), die sich sechs eigene Fußkitzlerinnen gehalten haben soll. Eine ganz ähnliche Vorliebe hatte nach biographischen Aufzeichnungen später Katharina die Große, die anscheinend niemandem widerstehen konnte, sobald sie an den Füßen berührt wurde.

Fußkitzlerinnen für Adlige

Eine Variante des Schuhticks überfällt Männer wie Frauen: die Sucht, Schuhe zu horten.
Eine der bekanntesten Schuhsammlerinnen ist Imelda Marcos. Waren es dreihundert oder fünfhundert Paar Schuhe in allen Farben, *die sie in ihren Schränken auf den Philippinen hortete, fragten sich die aufgebrachten Medien beim Sturz ihres Politiker-Gatten Ferdinand Marcos 1986?*
Der Krimiautor Raymond Chandler machte seinen Detektiv Philip Marlowe durch dessen heißgeliebte Stöckelschuhsammlung fast so berühmt wie durch seine schwierig zu lösenden Fälle.

Bei so viel Aufklärung über all die Facetten menschlicher Bedürfnisse muß ich auch noch mit einem Mythos aufräumen. Im Märchen über »Aschenputtel« geht es keineswegs um die große Liebe eines Prinzen zu einem armen Mädchen, sondern um die merkwürdige Vorliebe eines Schuhfetischisten für extrem kleine Füße. Er bringt die dummen Schwestern dazu, sich Zehen und Fersen abzuhacken, immer auf der Suche nach den winzigen Füßen Aschenputtels. Nicht nur die Gebrüder Grimm haben diese Thematik aufgegriffen, der Franzose Charles Perrault hatte bereits früher und noch deutlicher in seiner Geschichte von »Cendrillon« aufgeschrieben, daß sich »die Liebe des Prinzen an dem wunderschönen gläsernen Schuh entzündete«. Und er wiederum griff damals auf eine noch ältere Märchenvorlage aus China zurück.
Dort galten bis in unsere Zeit hinein kleine Füße, die berühmten »Lotosfüße«, als das weibliche Schönheitsmerkmal Nummer

Der Prinz liebte nur die gläsernen Schuhe

*Die Lotosfüße –
grausame
Verstümmelung
der Mädchen
in China*

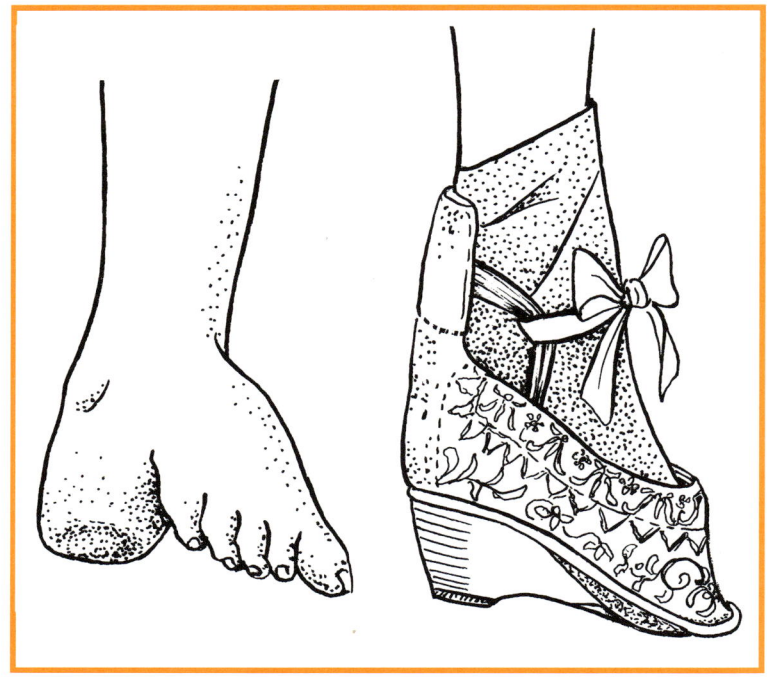

**Barbarisches
Schönheitsideal**

eins. Entsprechend grausame Rituale waren in China jahrhundertelang zumindest in den höheren Kreisen an der Tagesord-
nung. Mit etwa sieben Jahren ging die Quälerei bei den Mädchen los. Man band ihnen mit Gewalt die vier kleineren Zehen
mit einer breiten Binde unter der Fußsohle fest. Hin und her,
um die Ferse herum, vor und zurück wurde die drei Meter
lange Binde gewickelt, damit der Fuß keinerlei Chance mehr
hatte, auszuweichen. Dann wurden die Mädchen gezwungen,
viel umher zu gehen, damit die Krümmung nach unten schneller voranschritt. Alle zwei Wochen wurde das Band enger ge-
zurrt, bis der umgebogene Fuß nur noch die Hälfte seiner ursprünglichen Größe besaß. Damit waren die Mädchen für ihr
Leben verkrüppelt, konnten sich nur noch mühsam und auf
lächerliche Weise fortbewegen und damit ihren Familien und
Männern auch nicht fortlaufen.
Europäische Missionare machten sich vor zweihundert Jahren

– wahrscheinlich ungefragt – Gedanken dazu und kamen zu dem wunderlichen Schluß, die Frau gehöre nun mal ins Haus, und der gesundheitliche Schaden scheine doch gar nicht so groß zu sein, als daß man diese Sitte nicht auch in Europa übernehmen könnte.

Sollen wir davon ausgehen, daß die Herren Missionare damals auch wußten, was ein wesentlicher Teil dieses Schönheitskults war? Die Lotusfüße waren eben auch ein sexuelles Symbol. Wenn man die verkrüppelten Füße gegeneinander hielt, bildete sich in der Mitte eine Mulde, die den Männern als symbolische Vagina diente. Außerdem wurde von Generation zu Generation der Glaube weitergetragen, der unbeholfene Watschelgang sei besonders anregend und wirke sich auf die Form der weiblichen Geschlechtsorgane aus. »Je kleiner der Fuß einer Frau ist, desto wundersamer werden die Falten ihrer Vagina«, so ist es überliefert. Etwas degoutant, das Ganze.

Da erzähle ich Ihnen lieber noch ein bißchen über harmlosere Volksbräuche rund um die Füße, die häufig auch einen erotischen Hintergrund haben. Tatsächlich folgen viele dieser Bräuche der versteckten Vorstellung, der Schuh verkörpere die weiblichen Genitalien, der Fuß den Penis. So tranken im 15. und 16. Jahrhundert Männer bevorzugt aus Porzellangefäßen in Form der jeweiligen (Frauen-) Schuhmode oder benutzten sie – mit heißem Wasser gefüllt und verschlossen – als Handwärmer oder Bettflasche. Oft waren die Schuhe aus Fayencer Porzellan gefertigt und mit beziehungsreichen Sprüchen wie »Ich denke und hoffe« oder »Ich will keine andere« versehen.

Bettflaschen-Schuhe

Füße hatten aber auch immer mit Besitz und Freiheit zu tun. Im Altertum gab es Siegelringe, die die Umrisse eines Fußes zeigten. Damit stempelte man Waren und Möbel, die einem gehörten. Die alten Germanen nahmen ein Stück Land in Besitz, indem sie den Fuß darauf setzten. Der Schuh taucht auch als Besitz- und Standeszeichen in vielen Wappen auf. Der einfache Bundschuh dagegen wurde ein Markenzeichen für die Aufständischen im Bauernkrieg und gilt heute noch bei vielen Bürgerinitiativen als Symbol des Widerstands.

Der Bundschuh als Symbol des Widerstands

Den Hexen auf die Füße treten

In vielen Kulturen herrschte der Glaube, erst der Fuß schaffe uns die Verbindung und Verwurzelung zur Erde. Im Islam hält man bis heute die Vorschrift ein, den geweihten Boden des Gotteshauses nur barfuß zu betreten. Bei der Hexenverfolgung im Mittelalter mußten genau festgelegte Rituale eingehalten werden, damit die Frauen nach ihrer Gefangennahme auf keinen Fall mehr Bodenkontakt hatten. Sie wurden auf eigenen Hexenkarren zum Scheiterhaufen gefahren, weil sie sonst ihre dämonischen Kräfte wiedererlangt hätten. In der Schweiz mußte ein mutiger Mensch versuchen, Hexen und Zauberern auf die Füße zu treten, weil damit jede Magie ein Ende hatte. In anderen Gegenden schlug man einen Nagel in die Fußspur eines Menschen oder grub sie mit einem Spaten aus und verbrannte sie im Kamin, um den bösen Blick abzuwenden.

In nordischen Ländern stellten sich Männer in die gleiche Fußspur, wenn sie sich zu einer Bruderschaft zusammenschließen wollten.

Schuhe auf den Birnbaum werfen

Andererseits wurden Fußspuren von Göttern und Heiligen überall in der Welt verehrt. In Jerusalem wird noch heute der Fußabdruck gezeigt, den Christus bei seinem Aufstieg in den Himmel hinterlassen haben soll. In der Bibel heißt es auch: »Der Tempel ist die Stätte meiner Fußsohlen, darin ich ewiglich wohnen will unter den Kindern Israels.« Auch in Deutschland gab es sogenannte »Herrgottstritte« irgendwo in den Wäldern – anerkannte Pilgerstätten für junge Frauen, die sich ein Kind wünschten. Lustiger war sicher der Brauch in der Pfalz, wo die Mädchen nach der Christmette ihren Schuh auf einen Birnbaum warfen. Blieb er auch beim dritten Versuch nicht oben hängen, blieben die Mädchen im nächsten Jahr solo. Spaß macht sicher auch jenes Ritual, das heute noch alljährlich an Ostern im englischen Durham zelebriert wird. Da begibt sich ein Paar, das auf baldige Fruchtbarkeit hofft, hinter einen Spiegel, worauf erst sie ihn in die dicke Zehe beißen muß, dann er sie.

Mit dem rechten Fuß über die Schwelle

In vielen Orten Schottlands wartet man heute noch gespannt darauf, welcher Mann in der Silvesternacht zuerst durch die Tür kommt. Er sollte möglichst groß und dunkelhaarig sein, auf jeden Fall aber mit dem rechten Fuß zuerst über die Schwelle treten. Sonst bringt er nur Unglück mit sich.

Ein reicher
oder armer Mann

Was ebenfalls heute noch in manchen Ländern gilt: Wenn es bei der Trauung zuerst der Frau oder dem Mann gelingt, dem anderen auf die Füße zu treten, hat sie oder er für den Rest des Lebens das Sagen in der Ehe. In Frankreich muß die Braut ihre Brautschuhe für immer aufbewahren, wenn sie eine glückliche Ehe führen will. Und in Italien schlafen manche Mädchen mit einem Schuh unterm Kopfkissen, wenn sie auf der Suche nach einem schönen Freund sind. Sogar in Amerika hält sich bis heute ein abergläubischer Spruch:

»Worn at the side, a rich man's bride,
worn at the wamp, you're sure to get a scamp.«

Je nachdem, ob die Frau ihre Schuhe nach innen oder außen abläuft, bekommt sie einen reichen oder armen Mann!

Kulturgeschichte der Schuhe

Am Anfang
war's nur Fell

Am Anfang war es ein einfaches Fell. Um die Füße geschlungen und mit einem Lederstreifen festgezurrt: So jedenfalls sieht das älteste uns bekannte Schuhwerk aus, das die Menschen etwa 12 000 Jahre vor Christus in Felsmalereien spanischer und südfranzösischer Höhlen verewigten. Sehr viel genauer wird es dann bei den Ägyptern um 3000 vor Christus. Jahrhundertelang durften nur Götter und Könige schön geflochtene Palmblättersandalen mit Zehenriemen tragen, ehe auch das Volk dieses Privileg für sich beanspruchte. Ähnlich war die Entwicklung in Griechenland. Die Götter tragen auf vielen Abbildungen goldene Schuhe: Hermes und Iris, die Götterboten, Sandalen mit flügelartigem Riemenwerk, Artemis schmale Schnürstiefel, die Herrscher feine Sandalen. Heronidas berichtete im Jahr 250 vor Christus, daß ein geschäftstüchtiger Schuhmacher dreizehn Gesellen damit beschäftigte, einer besonders anspruchsvollen Dame der Gesellschaft sechzehn verschiedenfarbige und -geformte Sandalen anzufertigen.

Goldene Schuhe
für die Götter

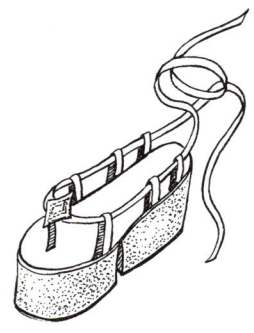

In Rom entdeckte man wenig später die »Caliga«, einen kunstvoll geschnürten Riemenschuh. Gajus Cäsar soll ihn wegen seiner Bequemlichkeit sehr geschätzt haben, er lehnte die dem Kaiser gemäße prunkvollere Ausführung ab und wurde deshalb von seinen Soldaten verniedlichend Caligula genannt, ein Name, mit dem er in die Geschichte einging. Der spätere Kaiser Aurelian hatte schon bald danach Sorge, daß seine Soldaten zuviel Aufwand mit ihrem Schuhwerk trieben. Er verbot allen Männern, farbige Schuhe zu tragen, und erlaubte nur den Frauen, sie mit Edelsteinen und Perlen zu schmücken. Ein paar Jahrhunderte später trugen die römischen Bürger schon den Vorläufer unserer heutigen Schuhe, den »Soccus«, der aus feinem Ziegenleder, Woll- oder Leinenstoff hergestellt war. Es galt jedoch als ungehörig, solche weichen Schuhe unter freiem Himmel zu tragen. Dort legte man feste Sandalen an und ließ die Pantöffelchen, sofern man es sich leisten konnte, von einem Diener bis zur nächsten Station voraustragen.

Farbige Schuhe für Frauen

Auf hölzernen Brückenstegen

Vor allem im arabischen Raum entwickelte sich vom 6. Jahrhundert an die »Trippe«, ein hölzerner Unterziehschuh auf hohen Stelzen. Sie diente der feinen Gesellschaft als Schutz vor Schmutz und Matsch. Die von einem Lederriemen gehaltenen Pantöffelchen wurden geschont und gleichzeitig fühlte man sich auf diesem Unterbau ein bißchen größer und wichtiger. Dieser Effekt gefiel den Herrschaften so gut, daß sie nach immer höheren Trippen verlangten. Das schwere Holz wurde durch Korkeiche ersetzt und alle unnötigen Teile herausgeschnitten, so daß man am Ende auf zwei hölzernen Brückenstegen daherklapperte.

Germanen waren praktisch

Ungleich primitiver entwickelte sich die Schuhmode bei den herumwandernden Germanen. Die schlugen zur gleichen Zeit noch einfache Leder- oder Fellstücke um ihre Füße, zurrten sie mit Riemen über den Knöcheln fest oder bandagierten den ganzen Fuß mit breiten Lederstreifen. Diese Bundschuhe oder Wikkelschuhe blieben für lange Zeit die typische Fußbekleidung des einfachen Volkes. Für sie war es ein Gebrauchsgegenstand, nützlich gegen Kälte und Verletzungen, während man in anderen

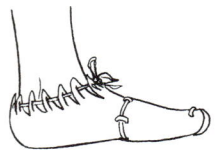

Kreisen schon einen Schönheitskult daraus machte. Wie es in
alten Schriften heißt, wehrte sich Kaiser Karl im 9. Jahrhundert
zunächst gegen diese »undeutsche« Mode und ließ verkünden,
»daß man solche frantzösische Kleider in Teutschland weder
kaufen noch verkauffen sollte«. Dann aber trug er doch selbst
feine rote Krönungsschuhe in Bügeleisenform, die heute im
Reichsschatz in Wien gehütet werden. Sie waren flach, aus
ganz weichem Leder, über und über bestickt und mit Perlen
und Edelsteinen besetzt.

Rote Krönungsschuhe für den Kaiser

Bald kam die höfische Gesellschaft Europas zum ersten Mal
auf die Idee, die herrschaftlichen Füße in extrem spitze Schuhe
zu stecken. Für die Entwicklung des sogenannten Schnabelschuhs wird der französische Graf von Anjou verantwortlich
gemacht. Während er mit der langen Spitze nur eine Geschwulst
an seinem Fuß verstecken wollte, hielt der Adel die Idee für besonders elegant und ahmte sie eifrig nach. Bald ließ man sich
Schnabelschuhe vom Typ »Skorpionschwanz« oder »Widder-
horn« anfertigen. Nach Meinung der Kirche waren diese Schuhe
eine Anspielung auf den Teufelsfuß und wurden als »Sünde
wider die Natur und Beleidigung des Schöpfers« mit dem Bann-
fluch belegt. Genützt hat dies nur der Mode, sie wurde jetzt erst
recht favorisiert.

Schnabelschuhe vom Typ Skorpionschwanz

Im 14. Jahrhundert wurde die Spitze immer länger, die Fürsten
erlaubten sich $2^1/2$ Fuß, Grafen 2, Ritter $1^1/2$ Fuß lange Schnabelschuhe. Aus dieser Zeit stammt der Ausdruck »auf großem
Fuß leben«. In manchen Städten sorgte diese Angeberei für ein
solches Durcheinander sich behindernder Schuhschnäbel, daß
nach einer Begrenzung nach oben gerufen wurde. Denn auch
Kirchgänger hatten zunehmend Probleme, mit diesen Stor-
chenschnäbeln in der Bank zu knien. So übernahm man für
eine Weile die Idee aus dem Orient, die langen Spitzen halb-
mondförmig über dem Schuh zurückzubiegen und mit Kett-
chen oder Schnüren an der Wade zu befestigen.

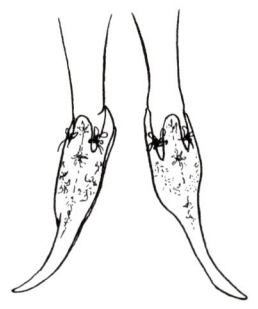

Je wärmer das Klima, desto weniger Firlefanz trieb man mit
den Füßen. Die indische Variante des Schnabelschuhs war wesentlich luftiger und eleganter als die in Europa. Die Schuhe

Eine klassische Sandale

waren weicher und mit kleinen Gold- oder Perlmuttplättchen bestickt. Davon abgesehen, trugen die meisten Menschen dort die gleiche klassische Sandale wie auch heute noch. Eine Sohle aus Leder oder Holz mit einem Riemen, der zwischen der großen und zweiten Zehe hindurchgeführt wurde. Auch in Afrika hat diese Sandalenform eine ähnlich lange Tradition. Die Riemen wurden an drei Punkten an der Ledersohle befestigt und zwischen den Zehen gehalten. Die Sohle schnitt man oft ein wenig breiter, als der Fuß war, damit dieser besser vor der Hitze des Sandes, vor Dornen und Steinen geschützt war.

Die »Blätterteigsohle«

In Mexiko entwickelte sich im Mittelalter eine aufwendigere Variante dieser Sandalenform. Man klebte bis zu zehn Schichten Leder zu einer »Blätterteigsohle« übereinander und war entsprechend weit vom schmutzigen Boden entfernt. Gleichzeitig wuchs man über die weniger begüterten Nachbarn hinaus, die nicht so viel Leder verschwenden konnten.

Auf leisen Sohlen – Mokassins

Ihrem besonderen Talent im Umgang mit Büffelleder verdankten die Indianer ihre geschmeidigen Mokassins, immer noch Vorbild der heutigen, zeitlos modernen und bequemen Mokassins.

Im 16. Jahrhundert hat man sich in Europa anscheinend auch ein wenig auf die wirkliche Fußform besonnen. »Bärentatzen« und »Kuhmäuler« wurden Mode – überbreite Schuhe mit ausladendem gefälteten Vorderteil, das wirklich ein wenig an das Maul einer muhenden Kuh erinnert. Der Maler Albrecht Dürer war ganz angetan von diesem bequemen Schuh und zeichnete für seinen Schuhmacher eine maßgerechte Vorlage mit genauen Arbeitsanweisungen »... der leist zu diesem schuch soll unden an den sollen gantz gerad und plat sein ...« und eine »toppel

Schon Dürer wollte eine doppelte Sohle

soln« (doppelte Sohle) haben. Eine Variante dieser Machart waren geschlitzte oder gehörnte Schuhe. Dazu wurde das Oberleder der Schuhe in vielen Varianten aufgeschnitten, bestand aus dekorativen Schlitzmustern, größeren Löchern oder langen Streifen. Man wollte damit sicher auch für ein wenig Lüftung sorgen, aber noch wichtiger war, die modischen weißen Strümpfe der Renaissance durchblitzen zu lassen.

Der große Vorteil dieser breiten Schuhe bestand darin, daß sie den Zehen genug Bewegungsfreiraum ließen, obwohl auch sie nur auf einem geraden Leisten angefertigt wurden. Denn noch Jahrhunderte lang gaben sich die meisten Schuhmacher nicht die geringste Mühe, den linken vom rechten Schuh beim Zuschneiden zu unterscheiden. Der Spruch »Alles über den gleichen Leisten schlagen« ist auf diese Angewohnheit zurückzuführen. Erst 1850 profitierten die Männer von einem Umdenken auf diesem Gebiet, die Frauen mußten sogar noch einmal fünfzig Jahre warten, bis zunächst die Sohlen ihrer Schuhe verschieden geschnitten und später auch die Oberleder an rechten und linken Leisten zusammengenäht wurden.

Aber zurück zu unserem Streifzug durch die Geschichte der Schuhe. In Venedig zwängten sich die Damen der Gesellschaft im 16. Jahrhundert schon wieder in merkwürdige Folterwerkzeuge. Sie übernahmen begeistert die damalige Mode aus Spanien: hohe Stelzschuhe aus Kork oder Holz, die über und über mit Samt beklebt und mit Bändern geschmückt waren. Mit diesen Chopinen hat sich wahrscheinlich die ein oder andere Venezianerin den Hals oder doch zumindest den Arm gebrochen. Vorsichtshalber stützte man sich deshalb gegenseitig oder zahlte zwei Dienerinnen dafür, sich ordentlich bei ihnen einhaken zu können. Als manche Stadtoberen schon über ein Verbot dieser Ungetümer nachdachten, brachte die Kirche das Argument ein, auf diese Weise seien die Frauen doch gut verwahrt und wollten nicht ständig zum Tanzen gehen.

Gefährliche Stelzschuhe aus Spanien

Im 17. Jahrhundert kam der Absatz auf und begeisterte vor allem kleinwüchsige Männer und Frauen. In den Jahrhunderten zuvor hatte man ihn nur bei Reitern gesehen, die damit festeren Halt im Steigbügel hatten. Jetzt aber ging es darum, die Hühnerbrust und das Dekolleté richtig herauszustreichen. Unter Ludwig XIV. erreichte der Absatz zum ersten Mal schwindelerregende Höhen. Der Sonnenkönig selbst ließ seine Schuhe bevorzugt mit rotem Leder beziehen, eine Mode, die ihm bei Hof bald jeder nachmachte. Rote Absätze waren später ein Symbol für das verhaßte Ancien régime.

Rote Absätze für den Sonnenkönig

Kupferstich
»Le Cordonnier«
(Ende 17. Jahrhundert)

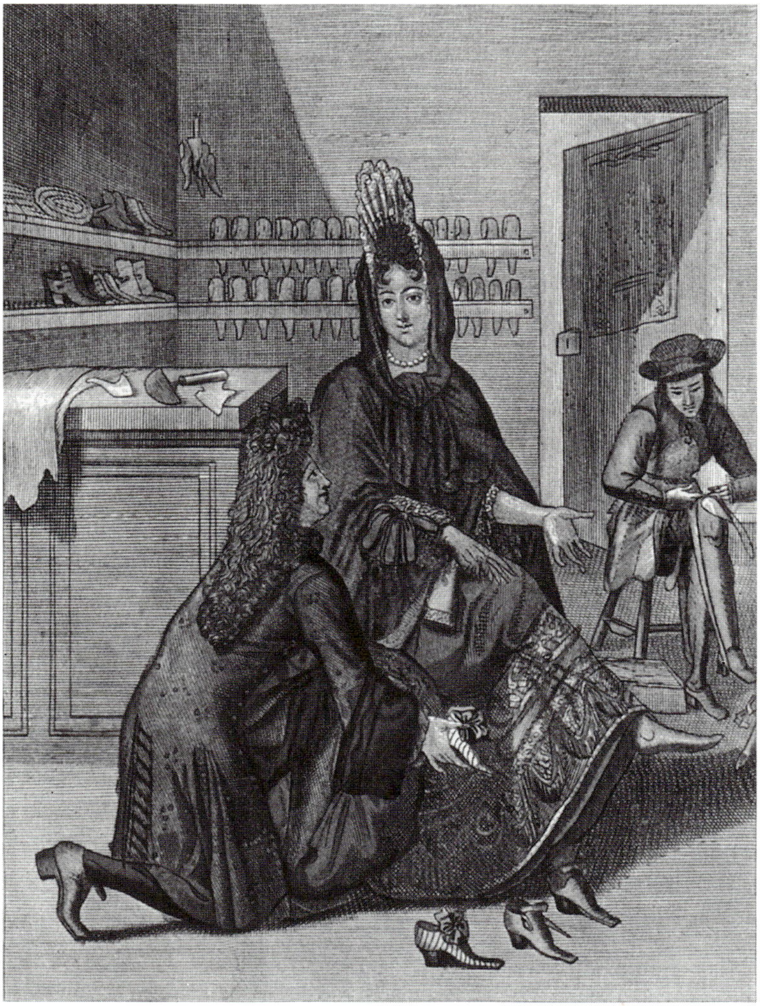

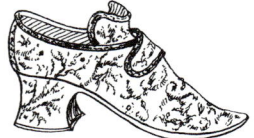

Hübsche
Folterwerkzeuge

In der Zeit Ludwigs XV. kam die feine Gesellschaft auf ge-
schwungenen Stöckelabsätzen daher. Diese Form kehrt bis
heute in Abwandlungen immer wieder zurück und wird auch
»Louis Quince« oder »französischer Absatz« genannt. Damals
waren die Absätze der Damen oft zehn Zentimeter hoch und
der Schuh vorn so spitz, daß bei Hof wahrscheinlich alle gelitten haben. Zumindest aber waren diese Folterwerkzeuge hübsch

und einfallsreich gestaltet. Sie wurden mit Leinen oder Seide bespannt, mit Stickereien verziert und mit breiten Spangen in Form gehalten. Dazu gab es Schleifen und Schnallen in der jeweiligen Farbe des getragenen Kleides. In denen ging die Quälerei ja damals weiter. Zum Kleid gehörte die Wespentaille, das entsprechende Schnürmieder und eine turmhohe Frisur. Kein Wunder, daß sich im Rokoko möglichst niemand von der Stelle rührte.

Turnvater Jahn meinte später, daß »all diese Schuhe zusammen mit den Schnürbrüsten zu dem Foltergerät gehört haben, was die Putzwut für Zierlinge erteufelt hat.« Und Goethe bemerkte über seinen Mephistoles lapidar an: »Setz Deinen Fuß auf ellenhohe Socken (dichterisch vom römischen Soccus, d. Verf.), Du bleibst doch immer, was du bist.«

In der Zeit der Französischen Revolution gab es zum ersten Mal massiven Protest gegen diese Schuhformen. Der holländische Arzt Petrus Camper regte sich 1782 in einer langen Tirade auf:

»Schon oft habe ich mich verwundert, wie vernünftige Menschen sich abarbeiten konnten, die Füße der Lasttiere bequem zu versorgen, indessen sie ihre eigenen vernachlässigen, und sich gänzlich der dummen Unerfahrenheit solcher Leute übergeben, die alle miteinander nicht mehr Kenntnisse besitzen, als nach itzigem Gebrauch und lächerlicher Mode einen Schuh machen, der meistens den Fuß drückt, die Zehen von Jugend auf elendiglich verdirbt und durch die Leichdorne, diese unzertrennlichen Folgen der Unwissenheit dieser Handwerker, den Gang nicht allein beschwerlich, sondern öfters auch ganz unmöglich macht. Bei uns, wo die chinesischen Frauen beklagt werden, und die Mode, der sie folgen müssen, grausam genannt wird, tragen eine Reihe von Jahrhunderten her beide Geschlechter ein solches Joch!«

Entrüstung schon vor 200 Jahren

Tatsächlich war es in der nachfolgenden Zeit erst einmal mit der Absatz-Mode vorbei. »Freiheit, Gleichheit und Brüderlichkeit« vertrugen sich nicht mit fußkranken, humpelnden Bürgern. Frauen wie Männer trugen ein paar Jahrzehnte schlichte

Schlichte Stiefeletten im Biedermeier

flache Schuhe und Stiefeletten, beinahe zeitlos schöne Exemplare. Von da an schwankte die Mode in schnelleren Rhythmen. Im Biedermeier kannte man hübsche Schnürungen und Knöpfe und entwickelte zum ersten Mal einen Elastikeinsatz, der den Füßen einen bequemen Halt gab.

Vollkommene Schuhe aus Paris

Im 19. Jahrhundert ging es auch den vielbeschäftigten Schuhmachern an den Kragen. Waren bis dahin noch viele von ihnen mit der Herstellung, dem Verkauf und der Reparatur der Schuhe beschäftigt, mußten sie die Herstellung und den Verkauf mehr und mehr den neuen Schuhfabriken überlassen. Diese maschinell gefertigten Schuhe galten allerdings in gewissen Kreisen noch bis in unser Jahrhundert hinein als minderwertige Ware. Wer es sich leisten konnte, ließ in Paris von Hand arbeiten. Die dortige Schuhmode brachte den Publizisten Ludwig Börne 1822 regelrecht ins Schwärmen: »Die heuchlerische Kunst, den Fuß zugleich zu zeigen und zu verbergen, ist in Paris zur höchsten Vollkommenheit gebracht … die deutschen Schuhe, auch die besten, können sich selbst mit den gewöhnlichen Parisern nicht vergleichen. Die letzteren haben einen Schmelz, einen Anhauch, ein Etwas, ein Nichts – nur der Pinsel eines Malers könnte das anschaulich machen.«

Der fußgerechte »Knobelbecher«

Dagegen setzte sich der Arzt Hermann von Meyer um 1850 in langen Aufsätzen wieder einmal mit der Fehlform der meisten Schuhe auseinander. Für ihn waren die Füße, die in solchen Schuhen steckten, »nur noch eine Masse, die das Bein nach unten breiter macht«. Es war aber in erster Linie nur das Militär, das auf seine Streitschriften aufmerksam wurde. Schließlich gab es in ihren Reihen Jahr für Jahr fußkranke Rekruten, die damit laufunfähig, also auch kriegsuntauglich waren. Nachdem sich die Soldaten ein Jahrhundert früher noch in sechs Kilo schweren (!) Stangenreiterstiefeln durch die Kriege geschleppt hatten, entwickelte man jetzt neue, sehr martialisch wirkende Stiefel. Doch es dauerte noch etliche Jahrzehnte, bis ausgerechnet die Nazis sich der Schuhe mit deutscher Präzision annahmen. Sie entwickelten den sogenannten Knobelbecher und richteten eine Forschungsstelle für den fußgerechten Schuh und gegen die »undeutsche, entartete Mode« ein. Sie sind nicht weit gekommen. Nach dem Krieg fragte niemand nach der Gesundheit. Zu groß war die Lust, sich wieder einmal zu schmükken.

Viele Neuerungen, die vor mehr als hundert Jahren entwickelt wurden, sind immer wieder mal in Mode. Die Schnürsenkel, Ösen und Häkchen, der kleine Blockabsatz, Schnallen und Spangen, Schuhe mit drei und mehr Riemchen, Ballerinas und vor allem die schmalen Schnürstiefel, auch sie seit jeher eigentlich viel zu eng geschnitten, aber ebenso immer schon besonders schick. Na, und dann der Pumps, tief ausgeschnitten, ohne Riemchen und Schnürung, mit Absätzen in jeder Höhe. Er ist es, der den Gang der Frauen am meisten verändert hat, der ihre Beine ins Unendliche verlängert und ihren Schritten gleichsam etwas Herausforderndes wie Hilfloses verleiht.

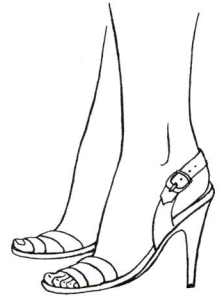

Alles schon dagewesen

Und wie sieht es bei den Männerschuhen aus? Gelitten haben die Männer vor allem in alten Zeiten. Das Leder ihrer Schuhe war hart, die groben Pechnähte scheuerten, und auf der Wanderschaft hieß es mitleidig: »In seinen Schuhen möchte ich nicht stecken.« Ein Spruch, den wir im übertragenen Sinn jetzt noch kennen. Heute lassen sich die Männer eher seltener auf irgendwelche Experimente an ihren Füßen ein. Mal sind die Schuhe ein wenig schmaler, mal geschnürt, im nächsten Jahr überwiegt vielleicht die Slippermode, dann sind wieder die neuesten Turnschuhe oder Cowboystiefel angesagt, aber in jedem dieser Schuhe können die Herren immer noch Holz hacken oder zwei Kasten Bier ins Haus tragen. Verrückte Schuhe erfinden sie am liebsten für die Frauen.

Männer litten auf der Wanderschaft

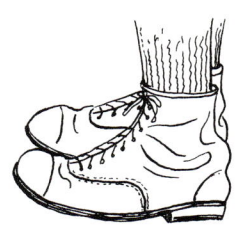

Die Schuhe vergangener Epochen einmal im Zusammenhang betrachten zu können kann ein Lehrbeispiel für Moden und politische Entwicklungen sein. Das war so manchem Sammler bewußt, weshalb es heute gut bestückte Schuhmuseen in vielen Ländern der Erde gibt. In Europa finden sich besonders große Sammlungen in Holland, im Musée de la Chaussure in Romans, in Frankreich und im Bally-Museum in Schönenwerd in der Schweiz. Das größte deutsche Museum ist das Schuh- und Ledermuseum in Offenbach am Main.

Schuhmuseen in aller Welt

»Umgekehrt wird ein Schuh draus«
Sprichwörter und Redensarten rund um Füsse und Schuhe

Etwas **»stehenden Fußes«** tun, heute »etwas umgehend erledigen«, war im alten Rechtsgebrauch ein ganz wichtiger Begriff. Wer mit einem Gerichtsurteil nicht einverstanden war, mußte stehenden Fußes, auf der Stelle, dagegen protestieren.

Auf freiem Fuß sein, seit 1459 bekannt als Ausdruck für jemanden, der seine Gefangenschaft (mit der Kette um den Fuß) beendet hat.

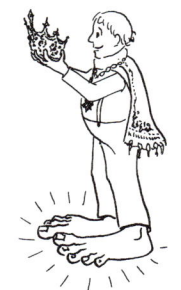

Auf gespanntem (oder gutem) Fuß mit jemandem stehen, seit 1691 geläufig im Sinne von: die Beziehung steht auf einer schlechten oder guten Basis.

Auf großem Fuß leben geht zurück auf den Grafen von Anjou (12. Jahrhundert), der sich Schuhe mit einer langen Spitze machen ließ (siehe auch »Kulturgeschichte der Schuhe«). Heute abwertend für Leute, die sehr auf Außenwirkung bedacht sind und viel Geld ausgeben.

Einem auf die Füße treten war früher ein Zeichen heimlicher Verständigung, vor allem unter Liebenden (»Ja, winken mit den Äugelein und treten auf den Fuß«) im französischen »faire du pied à quelqu'un« (jemanden heimlich warnen). Heute hat sich der Sinn ins Gegenteil verkehrt, jemanden beleidigen oder zu nahetreten oder einen lahmen Menschen zu einer Handlung zwingen.

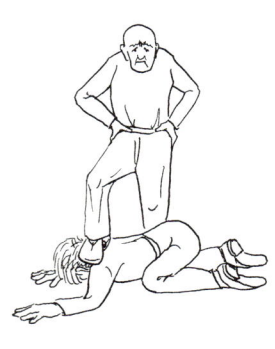

Umgekehrt fühlt sich jemand leicht **»auf den Fuß getreten«**.

Jemandem **»den Fuß in den Nacken setzen«**, ein Symbol für Machtausübung. Schon in der Bibel heißt es: Josua ließ die fünf gefangenen Könige herbeibringen und befahl seinen Heerführern, ihren Fuß auf den Nacken des Besiegten zu stellen.

»Auf die Füße fallen«, sich schnell in einer Situation oder nach einem Unglück wieder zurechtfinden, ist eine alte Anspielung auf die Katzen, die beim Fall immer auf ihren Pfoten landen.

Auf tönernen Füßen stehen, keine feste Grundlage besitzen, geht zurück auf die Bibelstelle vom »Koloß auf tönernen Füßen«.

Mit beiden Füßen fest in der Luft (Luftschlösser bauen) ist eine hübsche Veralberung des **»Fest mit den Füßen auf dem Boden stehen«,** also sehr realistisch veranlagt sein.

Es brennt ihm unter den Füßen, die Flucht ergreifen, geht zurück auf frühere heiße Sommertage, wenn die nackten Füße auf dem heißen Pflaster brannten.

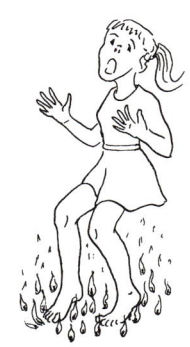

Mit dem linken Fuß aufgestanden sein, oder **Jemanden auf dem falschen Fuß erwischen**, geht zurück auf den international verbreiteten Aberglauben, daß links die schlechte Seite ist. So heißt es etwa im Englischen »to put one's best foot forward« – den besten (den rechten) Fuß voransetzen, sein Bestes tun. Das Ganze kommt von der Vorstellung, daß Gott zuerst den rechten Fuß benutzte, der Teufel dagegen den linken. Es war also wichtig, mit dem rechten Fuß loszugehen. Die Soldaten marschieren heute noch mit dem Befehl los »links, zwo, drei, vier«, was eben einen (teuflisch) bösen Eindruck machen sollte (diesen Hintergrund kennt wahrscheinlich kaum noch ein Soldat!).

Kalte Füße bekommen, sich von einer Sache zurückziehen, geht zurück auf eine alte, beliebte Ausrede am Spieltisch, um das Spiel abbrechen zu können.

Etwas hat Füße bekommen, ist auf unerklärliche Weise verlorengegangen, geht zurück auf den Dreißigjährigen Krieg, als Freiherr von Rödern seinen Dienern in Wien befahl, zu schauen, daß das Futter keine Füße bekomme, also gestohlen werde.

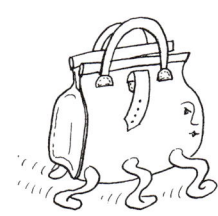

Sich einen weißen Fuß bei jemandem machen, sich bei jemandem beliebt machen. Schon der Wolf im Märchen macht sich die Pfote mit Mehl weiß, um von den sieben Geißlein hereingelassen zu werden. Ein englischer Spruch für Pferdehändler heißt:

»One white Foot – buy him
two white Feet – try him
three white Feet – look well about him
four white feet – go without him.«

Die Engländer kennen noch eine ganze Reihe weiterer Redensarten wie etwa
»Put one's Foot in one's Mouth« (jemandem den Fuß in den Mund stecken), aus Gedankenlosigkeit etwas Falsches oder Unpassendes sagen.

»Footloose« (fußbeweglich, fußfrei), ohne jede Bindung sein, unbeschwert durchs Leben gehen.

Weitere gebräuchliche Redensarten

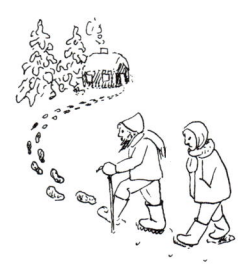

Den Fuß in ein Land setzen,
den Staub von den Füßen schütteln,
wieder festen Fuß fassen,
sich unters Fußvolk begeben
in jemandes Fußstapfen treten,
mit beiden Füßen im Leben stehen
mit einem Fuß im Grab stehen (und dann)
mit den Füßen zuerst durch die Haustür getragen werden,
die Füße in die Hand nehmen,
sich die Füße wundlaufen,
sich die Füße vertreten,
einem anderen Füße machen oder sich selbst auf die Füße machen,
die Füße unter den Tisch strecken,
keinen Fuß mehr über die Schwelle setzen,
einen Fuß in der Tür haben,
keinen Fuß vor die Tür setzen,

über die eigenen Füße stolpern,
jemandem zu Füßen fallen,
jemandem den Kram vor die Füße werfen,
auf dem Fuße folgen,
keinen Fußbreit weichen,
das Recht mit Füßen treten,
mit einem Fuß im Gefängnis stehen,
jemandem einen Fußtritt versetzen,
da schlafen einem ja die Füße ein,
das schmeckt wie eingeschlafene Füße.

... und die Schuhe!

Jemand bekommt ein paar neue Schuhe, wird (aus dem Dienst) entlassen, geht zurück auf die Sitte, Dienstboten am Ende mit ein paar neuen Schuhen zu belohnen.

Umgekehrt wird ein Schuh draus, eine scherzhafte Redewendung, wenn einer das Pferd von hinten aufzäumt, also an der falschen Stelle anfängt.

In keinen (alten) Schuh mehr passen, zu nichts nütze sein, zusammengestaucht werden.

Wissen, wo einen der Schuh drückt, das heimliche Übel kennen, geht zurück auf Plutarch: Danach hat ein Römer auf den Vorwurf, warum er seine junge, schöne Frau verlassen habe, den Fuß vorgestreckt und geantwortet: »Auch dieser Schuh ist schön und neu, es weiß aber niemand, wo er mich drückt.«

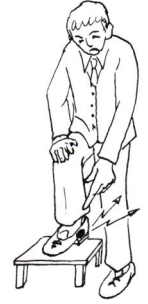

Die Schuhe an jemandem abputzen, ein Zeichen großer Verachtung, man möchte nicht einmal die Schuhe an jemandem abwischen.

Nicht wert sein, jemandem die Schuhriemen zu lösen (zu binden), stammt aus der Bibel: einem anderen gegenüber nicht würdig genug zu sein, selbst den niedrigsten Dienst zu leisten.

Deinen Schuhputzer mache ich noch lange nicht, sagt man, um eine unzumutbare Dienstleistung abzulehnen.

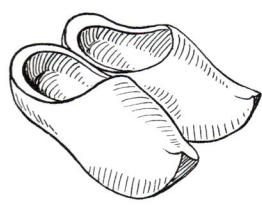

Den Schuh verlieren, die Unschuld verlieren, ist eine weitere Metapher aus dem sexuellen Bereich wie auch
»sich Schuhe anmessen«. Schuhe finden, das im französischen gebräuchliche **»trouver chaussure à son pied«** bedeutet, die richtige Frau zu finden. Die niedrige Stellung der Frau bei den Beduinen bringen die dortigen Männer bei einer Trennung so zum Ausdruck: **»Ich habe meinen Pantoffel weggeworfen.«**

Einem die Schuhe austreten, jemandem in belästigender Weise ständig hinterherlaufen, umgekehrt:
jemandem in die Schuhe helfen – jemanden fördern.

Die alten Schuhe wieder anziehen, zu den alten Zuständen (oder der geringeren Herkunft) zurückkehren.
Sich diesen Schuh anziehen, die Verantwortung für eine Sache übernehmen oder auch nicht: **»Diesen Schuh soll sich ein anderer anziehen.«**

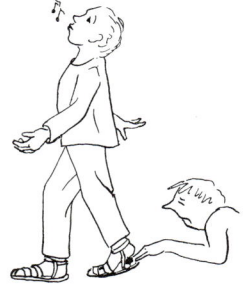

Jemandem etwas in die Schuhe schieben, die Schuld auf einen anderen abwälzen, geht zurück auf die fahrenden Gesellen, die gestohlene Gegenstände nachts jemand anderem in die Schuhe steckten, um bei Bedarf den Verdacht auf sie zu lenken.

Alles über einen Leisten schlagen, es sich zu einfach machen, immer die gleichen Gründe anzuführen – geht auf die jahrhundertelange Sitte zurück, beide Schuhe nach nur einem geraden Leisten zurechtzuschneiden. Im Sauerland sagt man über allzu bequeme Menschen: »Hä mäkt de Schau ümmer no innen Leisten.«

Was sich einer an den Schuhen abgelaufen hat, wächst ihm im Kopf doppelt nach, geht zurück auf die alte Handwerkssitte, drei Jahre auf Wanderschaft zu gehen, um Neues in seinem Beruf zu lernen

und:

Ich möchte nicht in seinen Schuhen (seiner Haut) stecken,

das ist nicht meine Schuhnummer,

das ist eine Schuhnummer zu groß für ihn,

das zieht einem ja glatt die Schuhe aus.

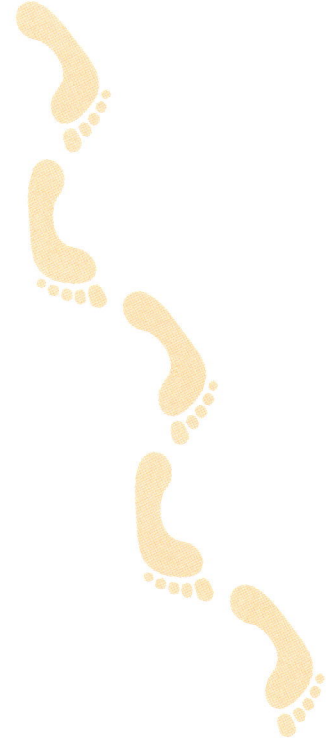

Anhang

Bücher zum Weiterlesen

Fußreflexzonenmassage:
Ingham, Eunice D., Geschichten, die die Füße erzählen, Hammelburg 1994.
Soder-Feichtenschlager, Fußreflexzonenmassage, München 1992.

Metamorphose:
Saint Pierre/Shapiro, Die metamorphische Methode, München 1994.

T'ai Chi Ch'uan:
Kobayashi, Petra, Der Weg des T'ai Chi Ch'uan, München 1993.
Kobayashi, Petra und Toyo, Ein praktisches Handbuch zum Selbststudium, München 1994.

Feldenkrais:
Feldenkrais, Moshè,
1. Bewußtheit durch Bewegung,
2. Die Entdeckung des Selbstverständlichen, Frankfurt, 1985.
Hanna, Thomas, Beweglich sein, ein Leben lang, München 1990.

Walking:
Tschimmel/Tappel, Power Walking, München 1994.
Snowdon/Humphreys, Gehen ist besser als Fasten, München 1995.

Nützliche Anschriften

Adressen von Schuhherstellern und Schuhversand-Unternehmen:

Bär-Schuhfabrik, Postfach 1133, 74301 Bietigheim-Bissingen
bama-Schuhwerke, Pfalzgraf-Otto-Str. 50, 74821 Mosbach
Finn Comfort, Waldi Schuhfabrik, Postfach 1653, 97433 Haßfurt
Ganter Schuhfabrik GmbH, Postfach 220, Waldkirch
Think! Marko Schuhfabrik, Hauptstr. 35, A 4794 Kopfing
☆
Deerberg, Naturschuh-Versand, Velgen 7/6, 29582 Hanstedt
Kornkraft Hosüne, Naturschuhversand, Am Forst 2, 26197 Huntlosen
Wagner, Uli, Naturschuhversand, Ringstr. 22, 66969 Lemberg

Anschriften von ausgebildeten TherapeutInnen
Eine Liste mit allen bisher von ihr ausgebildeten TherapeutInnen verschickt gegen eine Gebühr von DM 10,- auch
Hanne Marquardt, Lehrstätte für Reflexzonentherapie am Fuß
Professor-Domagk-Weg 15
78126 Königsfeld-Burgberg

Eine Liste von autorisierten Feldenkrais-Lehrern können Sie von der
Feldenkrais-Gilde e.V.
Asangstr. 144
70329 Stuttgart
beziehen.

Bildnachweis

Vignetten, Renate Israel, Berlin
Logos, Wolfgang Schedler
S. 12: Eric Bach, Superbild, Berlin
S. 17, 18, 19, 30, 32, 35, 39, 106, 146: Renate Israel, Berlin
S. 45: Anna Weise, Berlin
S. 57: Eric Bach, Superbild, Berlin
S. 59: Museum der bildenden Künste Leipzig
S. 64: B. S. I. P. Superbild, Berlin
S. 90: ZEFA Stockmarket, Düsseldorf
S. 101: Verlag Gesundheit, Berlin
S. 103: Bildarchiv Preußischer Kulturbesitz, Berlin
S. 104, 168: Magdalena Köster, München
S. 109: Ullstein dpa, Berlin
S. 111: Carolin Rahr. Deutsches Ledermuseum
Offenbach/M. Deutsches Schuhmuseum, Monika Kotthaus
S. 121: Renate Israel, Berlin (nach einer Vorlage »Jung bleiben
– gut zu Fuß bleiben«, Landeszentrale für Gesundheitserzie-
hung, Mainz)
S. 126: Marco Polo, Superbild Berlin
S. 129: Renate Israel, Berlin (nach einer Vorlage »Worauf Sie
beim Kauf von Kinderschuhen unbedingt achten sollten«,
DAK, Hamburg)
S. 141: Ullstein – Berlin – Bild
S. 144: Eric Bach, Superbild Berlin
S. 154: Bally Schuhmuseum, Schönwerd, Schweiz

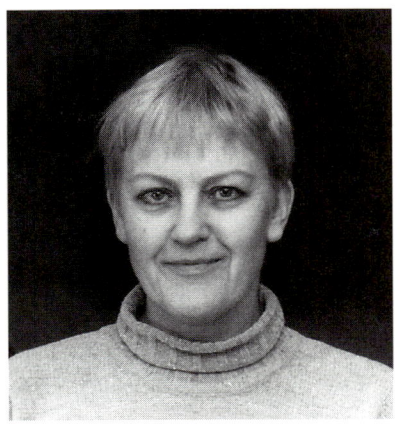

Magdalena Köster

arbeitet als freie Journalistin für Zeitschriften, Hörfunk und Buchverlage. Sie lebt mit ihrem Mann und zwei Töchtern in München. Ihr letztes Buch »Die Reisen der Frauen« steht auf der Auswahlliste zum Deutschen Jugendbuchpreis. Während sich ihre Themen eigentlich mehr im üblichen kulturellen Rahmen bewegen, brachte sie ein vorübergehender Schmerz im Fuß dazu, sich mit der »Kultur der Füße« zu beschäftigen. Ihr Fazit nach einem Jahr Arbeit: »Die Fülle an Informationen und die große Resonanz, die ich auf die Recherchen zu diesem Buch erhielt, haben eine echte Lücke im Gesundheitssystem deutlich gemacht. Rund um die Füße muß es viel mehr Aufklärung geben, und wir selbst sollten wirklich sorgsam mit ihnen umgehen.«

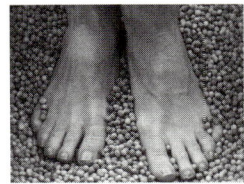

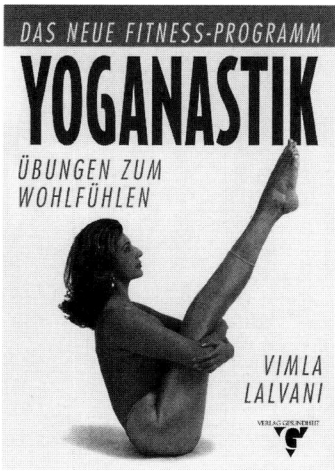